ALICE PFÄLTZER

UNE CONSULTATION GYNÉCO SANS ACCROC

Illustrations de
Capucine Quemin

MANGO
Society

TABLE DES MATIÈRES

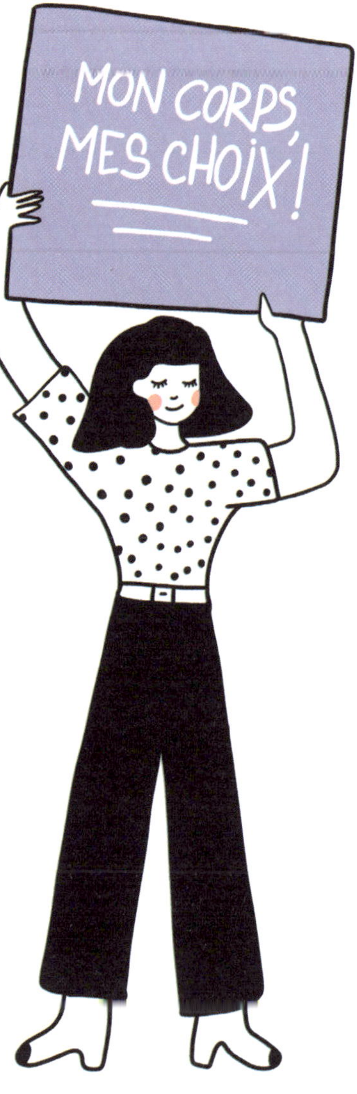
MON CORPS,
MES CHOIX !

AVANT-PROPOS

Le suivi gynécologique représente une partie non négligeable de la vie médicale des personnes concernées. Pourtant, il est aussi souvent vecteur de stress, notamment du fait du caractère intime qu'il revêt. J'ai, comme beaucoup de personnes, été moi-même victime de violences et maltraitances gynécologiques : pas de demande de consentement, pas d'explications sur mon état de santé, pilule imposée, refus de me poser un dispositif intra-utérin (DIU) sous prétexte que je n'avais jamais été enceinte (il n'y a pas besoin d'avoir eu de grossesse menée à terme ou non pour pouvoir avoir accès à cette contraception), obligation de me mettre intégralement nue même quand j'exprimais à demi-mot mon inconfort, jugement sur mes choix, insertion d'objets médicaux sans me prévenir, etc.

Le terme *gynécologie* vient des mots grecs *gynéco* (γυναικὸς), signifiant *femme*, et *logie* (λογία), signifiant *doctrine*, *théorie*. Ce terme désigne initialement ce qu'on pourrait qualifier de « science des femmes ». Évidemment, depuis l'époque où le grec n'était pas une langue morte, les mœurs et les savoirs ont évolué. Mais ce qu'il faut retenir ici, c'est que la gynécologie est un domaine médical qui s'intéresse à toutes les personnes qui ont une vulve, un vagin, une poitrine et/ou un utérus. Il n'est donc pas question de **genre**, mais bien de **corps**.

Ces maltraitances sont si courantes qu'elles semblent en devenir normales, ce qui n'est jamais le cas. Pour autant, aucune étude spécifiquement axée sur le sujet des violences gynécologiques n'a été réalisée aujourd'hui en France. Le Haut Conseil à l'égalité entre les femmes et les hommes a pourtant alerté dès 2018 sur l'urgence que représentent les actes sexistes dans le suivi gynécologique et obstétrical. Dans un dossier complet sur le sujet (« Les actes sexistes durant le suivi gynécologique et obstétrical », par Danielle Bousquet, Présidente du Haut Conseil à l'égalité entre les femmes et les hommes, Geneviève Couraud et Margaux Collet, rapporteuse et co-rapporteuse, rapport n° 2018-06-26-SAN-034, voté le 26 juin 2018), il est dit que « Le Haut Conseil à l'égalité entre les femmes et les hommes appelle à une prise de conscience des pouvoirs publics pour reconnaître les actes sexistes durant le suivi gynécologique et obstétrical, les prévenir, faciliter les procédures de signalements et condamner les pratiques sanctionnées par la loi ».

Le HCE appelle notamment à « réaliser la première enquête de santé publique consacrée au suivi gynécologique ». Cette enquête n'a pour l'heure jamais été réalisée.

Pas de chiffres, cela signifie : pas de réalité mesurable ou mesurée. Dans une société où tout n'existe que par les résultats d'enquêtes scientifiques et à travers des réalités évaluées et chiffrées, c'est donc possiblement tout et son contraire qui peut être dit à ce sujet. Dans ces conditions, dire « les violences gynécologiques n'existent pas ou sont des épiphénomènes » est malheureusement aussi vrai (ou faux) que de dire qu'« elles sont monnaie courante ».

Par ailleurs, le système mis en place pour supposément défendre et protéger les victimes est biaisé, inefficace et régulièrement dénoncé par des associations de médecins et sages-femmes qui s'engagent en faveur des droits des patients et patientes. Pour l'heure, oser se plaindre, par exemple, d'un médecin qui nous aurait demandé de nous déshabiller intégralement durant une consultation gynécologique, sans s'assurer de notre consentement, c'est aussi savoir que notre détresse sera minimisée : « C'est son métier ! », « Tu veux qu'il t'ausculte avec tes vêtements ? », « T'as l'esprit mal placé ! ».

Ces comportements sont tellement ancrés dans les mœurs que les personnes auscultées elles-mêmes les ont intégrés comme faisant partie de la norme, voire comme étant obligatoires.

Or, ne serait-ce que sur la question de la nudité, la consultation a lieu sans besoin de se déshabiller totalement dans nombre de pays. Si l'on y réfléchit, cela n'a d'ailleurs pas d'intérêt. De la même façon, la position sur le dos, jambes écartées et en l'air, vulve bien en vue, participe au sentiment de vulnérabilité, voire d'objectivation. D'autant qu'il est en réalité possible de se passer de cette position, en se mettant par exemple sur le côté, en chien de fusil.

L'objectif de ces pages n'est certainement pas de faire un quelconque procès ou de terroriser les personnes qui consultent. Au contraire, ce livre se propose de donner les clés pour connaître

son corps, ses droits, le bon déroulement d'une consultation gynécologique, les comportements qui sortent du cadre strictement médical (et légal), et les possibilités qui vous sont offertes, afin que le rendez-vous se passe au mieux.

Consultez ! Autant que besoin ! Mais renseignez-vous sur vos droits, votre corps, vos possibilités, ouvrez le dialogue, croyez les victimes et participez à dénoncer collectivement les abus quand cela vous touche personnellement et que vous avez la disponibilité physique et mentale de le faire. Refusons de croire ou d'affirmer que les maltraitances n'en sont pas, qu'elles ne sont que le résultat d'un travail dit « normal ». Marginalisons les praticiens et praticiennes qui font preuve de maltraitance, en refusant de se focaliser sur leurs intentions (supposément neutres ou bonnes) et en mettant plutôt l'accent sur l'effet de leurs actes sur leurs victimes. Mettons en lumière les praticiens et praticiennes qui sont véritablement à l'écoute, dans la prise en compte physique et physiologique mais aussi psychique des personnes qui viennent consulter. Dénonçons les politiques qui ravagent le système de santé français.

« Pas tous les médecins », certes... et heureusement. Mais se focaliser sur cette réalité et réorienter sans arrêt les discussions autour de cette évidence, c'est freiner la lutte contre celles et ceux qui continuent d'exercer impunément dans la maltraitance. Bien sûr, la fatigue, le stress, le manque de personnel, les déserts médicaux, la déconsidération du milieu médical, etc., peuvent expliquer certains comportements maltraitants. Pour autant, ils ne doivent pas les légitimer, ni légitimer la mise sous silence des autres victimes de ces décisions politiques : les patients et patientes.

L'objectif ici est d'avancer main dans la main vers des consultations plus justes qui, en plus de considérer avec bienveillance les patients et patientes, permettent d'assurer un meilleur suivi, une meilleure prévention et donc de meilleurs résultats médicaux.

ENQUÊTE

ACTES SEXISTES, MALTRAITANCES ET VIOLENCES GYNÉCOLOGIQUES

Le manque d'informations chiffrées sur les violences gynécologiques m'a poussée à réaliser ma propre enquête en ligne, afin d'obtenir, à défaut de chiffres validés par des entités scientifiques, une tendance très explicite. Par le biais d'un formulaire en ligne, début 2022, 3 642 personnes ont répondu à des questions autour des violences et maltraitances gynécologiques, et parmi elles, 1 483 ont laissé un témoignage écrit. Les témoignages de ce livre sont issus de cette enquête.

Âge des personnes ayant répondu :

40,5 % ONT ENTRE 19 ET 25 ANS	28,1 % ONT ENTRE 26 ET 30 ANS	20,3 % ONT ENTRE 31 ET 40 ANS	7,6 % ONT ENTRE 14 ET 18 ANS
3,1 % ONT ENTRE 41 ET 50 ANS	0,4 % ONT ENTRE 51 ET 60 ANS	0,1 % ONT ENTRE 61 ET 70 ANS	

Genre des personnes ayant répondu :

92,1 % SONT DES FEMMES CISGENRES	2,9 % SONT DES PERSONNES NON BINAIRES	1,6 % SONT DES PERSONNES GENDERFLUID
1 % SONT DES PERSONNES AGENRES	0,3 % SONT DES HOMMES TRANSGENRES	2,1 % N'ONT PAS SOUHAITÉ RÉPONDRE

Cette enquête témoigne d'une tendance représentative à défaut d'être un reflet parfait de la réalité, au vu du nombre de réponses et de biais dérivants de la façon de les recueillir.

Vers des CONSULTATIONS PLUS JUSTES

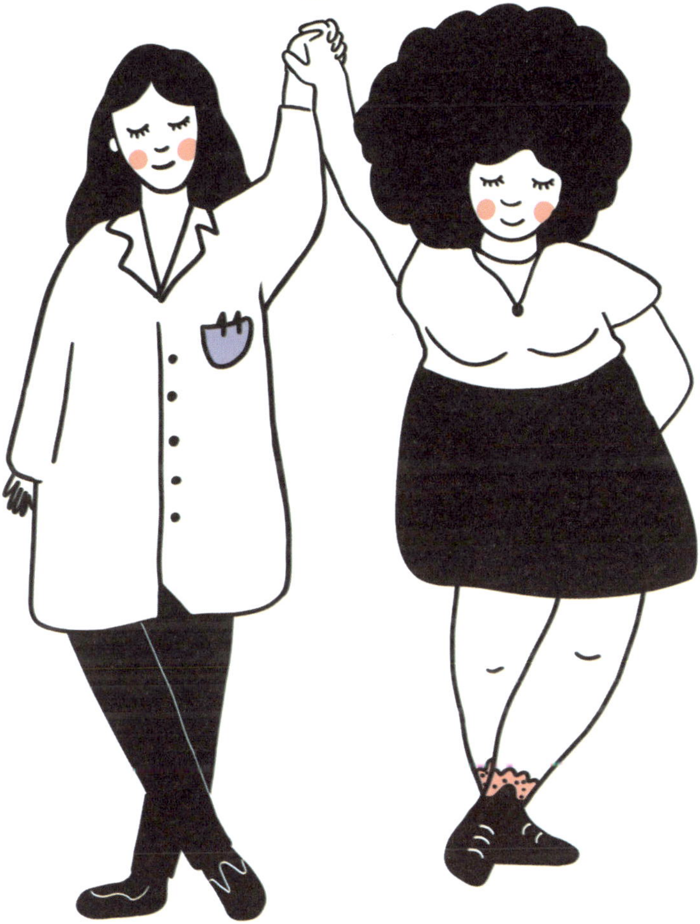

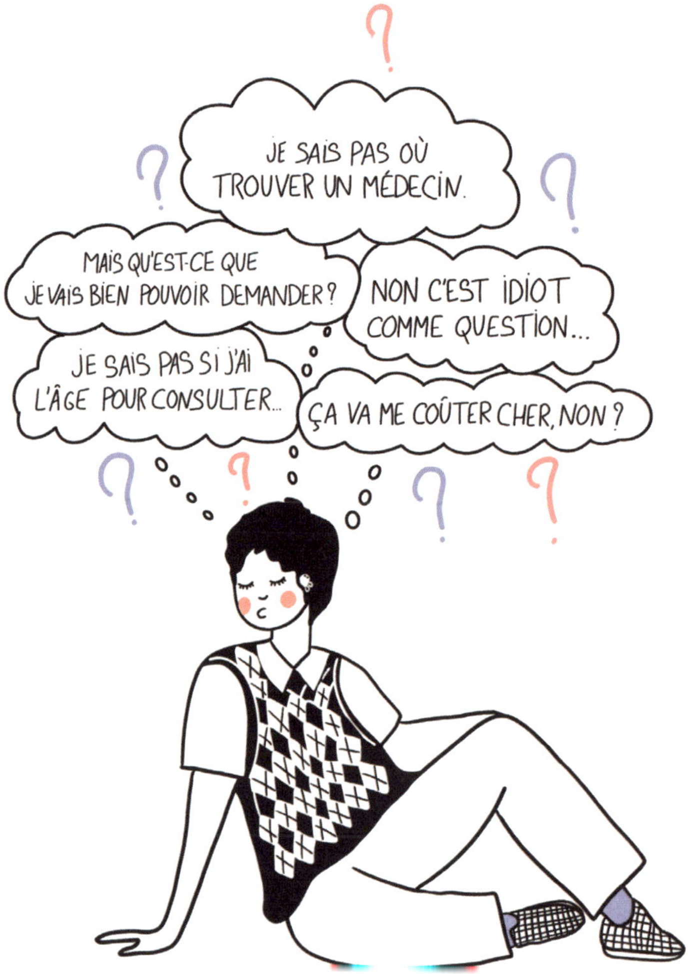
JE SAIS PAS OÙ TROUVER UN MÉDECIN.
MAIS QU'EST-CE QUE JE VAIS BIEN POUVOIR DEMANDER ?
NON C'EST IDIOT COMME QUESTION...
JE SAIS PAS SI J'AI L'ÂGE POUR CONSULTER...
ÇA VA ME COÛTER CHER, NON ?

QUELQUES BASES POUR BIEN PRÉPARER UNE CONSULTATION

La consultation gynécologique est prévue pour répondre aux questions et besoins concernant l'appareil génital, le système hormonal, la vie intime, la sexualité (et les éventuels problèmes de santé liés au sexe) et la contraception. Dans ce chapitre, nous aborderons tous les aspects pratiques liés aux consultations gynécologiques. Des questions qu'on se pose à celles qu'on n'avait même pas envisagées, l'objectif ici est que les personnes qui consultent soient convenablement informées avant même de prendre rendez-vous pour consulter.

QUELS SONT LES CRITÈRES POUR CONSULTER ?

*La première question à se poser avant d'envisager de se rendre ou de ne pas se rendre à une consultation gynécologique est : « **Est-ce que ces consultations me concernent ?** ». Que ce soit par rapport à votre âge, votre genre, votre activité sexuelle ou votre absence d'activité sexuelle, vos orientations sexuelles et/ou romantiques, votre santé, etc. il existe une multitude de raisons qui peuvent vous amener à vous questionner sur le besoin ou la légitimité d'y avoir recours. Voyons donc ici les critères qui permettent de répondre à cette question.*

L'APPAREIL GÉNITAL

Les personnes concernées par les consultations gynécologiques sont celles qui ont (de façon additionnelle ou non) une poitrine, une vulve, un vagin, un col de l'utérus, un utérus, des trompes et/ou des ovaires.

L'ÂGE

En réalité, il n'y a pas vraiment d'âge minimum pour la première consultation. Dès lors que le besoin se fait sentir, que la personne ait 9 ans, 13 ans, 14 ans ou 16 ans, ce n'est pas trop jeune pour avoir des questions ou des besoins liés à la gynécologie. Cependant, il existe quand même des recommandations en termes de *timing* maximum pour la première consultation.

Ainsi, il est recommandé, en l'absence de symptômes particuliers, de vie sexuelle, de questions et de besoin de contraception, de consulter pour la première fois au plus tard à 25 ans pour un dépistage du cancer du col de l'utérus.

En ce qui concerne les dernières consultations, l'âge conseillé est aujourd'hui de 65 ans pour le frottis et de 75 ans pour le bilan sénologique. Cependant, nombre de spécialistes dans le domaine de la santé militent pour que l'âge de 65 ans soit repoussé.

En l'absence de recommandation de votre médecin ou sage-femme et sans présence de symptômes ou besoins particuliers (comme une prescription de contraception), à partir de 25 ans, les préconisations sont de l'ordre d'au moins une consultation tous les trois ans pour le frottis de dépistage du cancer du col de l'utérus. Pour rappel, ce cancer touche près de 3 000 personnes en France chaque année et cause 1 100 décès. Il est possible de déceler des cellules précancéreuses et donc de les traiter avant qu'elles ne se transforment en cancer.

L'ACTIVITÉ OU LA NON-ACTIVITÉ SEXUELLE

Si vous avez une vie sexuelle, outre la masturbation, qui inclut une ou plusieurs autres personnes (quels que soient leurs genres et sexes), alors il est conseillé d'avoir un suivi gynécologique. Si vous n'avez pas de vie sexuelle qui inclut d'autres personnes, il faut garder à l'esprit que la consultation gynécologique n'a pas pour unique objectif de prescrire un contraceptif ou de déceler des infections sexuellement transmissibles.

D'abord, il existe de nombreux troubles gynécologiques qui ne sont pas en lien avec une quelconque sexualité. Seuls une consultation et/ou un examen médical ou gynécologique pourront vous permettre de les identifier et de les soigner. Ensuite, le suivi gynécologique peut aussi être un moyen d'aborder des sujets en lien avec votre cycle hormonal, vos règles, votre poitrine ou votre sexe, qui n'ont rien à voir avec votre activité sexuelle.

LA PRÉSENCE OU L'ABSENCE DE SYMPTÔMES

Il est toujours rassurant de n'avoir aucun symptôme, c'est une évidence. En revanche, tous les troubles gynécologiques ne s'annoncent malheureusement pas toujours de façon manifeste. De nombreux troubles et/ou maladies ne présentent aucun symptôme.

D'autres présentent des symptômes, mais qui sont parfois difficiles à détecter soi-même. L'autopalpation mammaire gagne par exemple en popularité, notamment grâce aux réseaux sociaux. C'est aussi un bon moyen de pouvoir maximiser ses chances de détecter une anomalie, cependant, elle n'a pas prouvé scientifiquement son efficacité et la palpation réalisée par une personne spécialisée saura mieux déterminer s'il y a nécessité à réaliser des examens complémentaires.

Si l'objectif n'est pas d'inquiéter outre mesure ou de déclencher des angoisses, il est toutefois préférable pour la très grande majorité des personnes de consulter de façon régulière. Il s'agit de prévention.

L'ORIENTATION SEXUELLE ET/OU ROMANTIQUE

Votre orientation sexuelle ou romantique n'a pas d'impact sur la nécessité de consulter en gynécologie. Cependant, l'hétéronormativité (ensemble des actions, propos ou représentations qui entretiennent l'idée selon laquelle l'hétérosexualité serait la seule orientation sexuelle et/ou romantique normale) n'épargnant pas le champ médical, il est important de bien vous renseigner.

S'il n'y a pas besoin, dans le cas d'une relation avec une personne du même sexe, de se prémunir d'une probable grossesse, il y a toutefois besoin de se protéger des IST qui se transmettent aussi entre personnes du même sexe. Par ailleurs, comme évoqué précédemment, la gynécologie n'est pas simplement destinée aux questions liées aux relations sexuelles.

LE GENRE

La consultation gynécologique n'est pas réservée aux femmes cisgenres, c'est-à-dire dont le genre correspond à celui assigné à la naissance. Quel que soit votre genre, si votre appareil génital est tel que décrit précédemment (et vous remarquerez qu'il ne s'agit pas d'avoir TOUS les éléments cités), vous faites partie des personnes concernées.

Si vous êtes une personne transgenre, il peut être intéressant de vous rapprocher de spécialistes *trans friendly*. La transidentité étant encore sujette à de nombreuses discriminations, du fait de rejet ou de méconnaissance, consulter une personne *trans friendly* maximisera les chances d'une consultation efficace.

Le budget peut parfois jouer un rôle dans la décision de prise de rendez-vous. Sachez que si vous vous rendez chez une personne conventionnée secteur 1, alors c'est le tarif fixé par convention avec l'assurance maladie qui sera appliqué, et c'est sur cette base que vous obtiendrez un remboursement de 30 à 70 % selon votre situation. Pour les personnes conventionnées secteur 2, il y a des dépassements d'honoraires qui ne sont pas remboursés par l'assurance maladie. Quoi qu'il en soit, n'hésitez pas à vous renseigner au moment de la prise de rendez-vous. Il est également possible d'avoir accès à des consultations sans avance de frais dans certains cas (voir page 124).

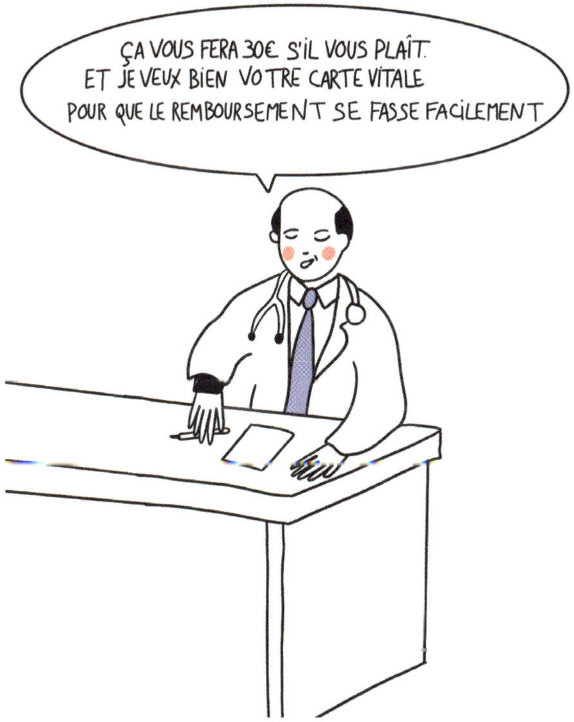

POURQUOI CONSULTER ?

D'abord, une règle d'or : dans le doute, pas de doute. ***Si vous avez des besoins, des questions, des craintes, aussi futiles vous semblent-elles, rien ne vaut l'avis de spécialistes !*** *Chercher ses réponses sur Internet peut être tentant et il s'agit effectivement d'une mine d'or d'informations. Cependant, Internet ne saura pas faire le travail d'une vraie personne, c'est-à-dire tisser des liens avec le réel, votre situation, vos antécédents, votre environnement, etc. Les diagnostics que vous y trouverez risquent de vous induire en erreur, de vous inquiéter davantage ou au contraire, de minimiser votre cas. Vous pouvez trouver des ressources en ligne mais, elles ne doivent et ne peuvent pas remplacer une personne dont la gynécologie est le travail. Voici ci-dessous une liste non exhaustive des motifs de consultation gynécologique.*

L'ENVIE OU LE BESOIN, MÊME INFIME

Ce doit être le premier motif : si quelque chose au fond de vous vous questionne, allez-y. Même si chaque fois vous finissez par vous dire « Je ne peux quand même pas consulter pour ça ! ». Garder vos doutes pour vous n'a rien de bon. Une petite grosseur, une sensation étrange, un écoulement inhabituel, une tache, un pli, une expérience sexuelle, des questions plus générales… **Ne restez pas avec vos préoccupations.** Le ou la spécialiste saura vous rassurer en vous expliquant bien les choses, peut-être en mettant en place les examens nécessaires pour investiguer. Si vous avez simplement besoin de poser des questions et que vous déplacer pour cette raison vous gêne, des consultations en visio sont aussi proposées dans certains cas.

LA CONTRACEPTION, DÉFINITIVE OU NON

Si vous souhaitez avoir recours à une contraception, un rendez-vous gynécologique est approprié. Vous pouvez soit déjà avoir une idée de la contraception que vous souhaitez mettre en place, auquel cas ce sera l'occasion d'en discuter et de savoir si elle est adaptée à votre situation, soit préférer en discuter directement avec votre médecin ou sage-femme. Pour la prescription d'une contraception, mis à part pour un DIU (voir page 50), il n'y a pas besoin d'examen gynécologique.

DES DOULEURS OU DES GÊNES AU NIVEAU MAMMAIRE OU GÉNITAL

Quel que soit le type de douleur ou de gêne au niveau génital, que ce soit au repos, quand vous urinez, touchez ou lors de pénétration, il peut s'agir d'une multitude de choses (pas nécessairement graves d'ailleurs) que pourront diagnostiquer les spécialistes.

De même pour votre poitrine, si vous constatez des écoulements, une ou des grosseurs, un changement d'aspect, de couleur ou autre, il s'agit d'autant de motifs de consultation importants.

L'AMÉNORRHÉE (ABSENCE DE RÈGLES)

L'absence de règles, alors que vous les aviez déjà eues auparavant, peut être synonyme de grossesse… mais pas que. Il existe plusieurs raisons qui peuvent stopper vos cycles menstruels. Quelle qu'en soit l'origine, seul·es les médecins ou sages-femmes pourront vous aider à la déterminer et à vous soigner s'il y a lieu.

DES PERTES OU DES SAIGNEMENTS INHABITUELS

Il est normal et sain d'avoir des pertes ! Aussi appelées « leucorrhées », elles surviennent tout au long de la vie, depuis la puberté jusqu'à la ménopause. Elles sont le signe du bon fonctionnement de vos organes génitaux. Cependant, lorsque ces pertes vous semblent différentes, elles peuvent être le signe d'un changement dans votre corps (déséquilibre, infection, etc.) : c'est le moment de consulter.

Concernant les saignements, de la même façon, ils peuvent être normaux, par exemple pendant les règles, après un examen gynécologique ou une pénétration. Cependant, tout saignement inhabituel peut être un motif de consultation gynécologique. Souvenez-vous : dans le doute, pas de doute !

DES RÈGLES DOULOUREUSES

On a tous et toutes déjà entendu qu'il serait normal que les règles soient douloureuses. Cette idée reçue entretient l'errance médicale et l'absence de recherches concernant ces douleurs. Il y a même des médecins qui continuent de tenir ce discours ! Si c'est le cas de votre médecin, il est certainement temps de consulter quelqu'un d'autre...

Il n'est jamais normal de souffrir. Les douleurs doivent faire l'objet d'investigations.

En revanche, douleurs ne riment pas nécessairement avec pathologie ou gravité, seuls des examens médicaux peuvent confirmer une hypothèse de ce type. Pour mieux comprendre la cause de vos douleurs, le mieux reste la consultation gynécologique.

LA FERTILITÉ, LE DÉSIR OU NON-DÉSIR D'ENFANT ET LA GROSSESSE

Que ce soit simplement pour aborder le sujet, pour préparer un projet ou pour faire part de difficultés, une consultation gynécologique permet de bien tout mettre en place et d'apporter les informations nécessaires et adaptées à la situation. Il existe autour de la grossesse de nombreuses idées reçues qui peuvent parfois être particulièrement destructrices pour les personnes concernées – autant y mettre fin avec un bon accompagnement.

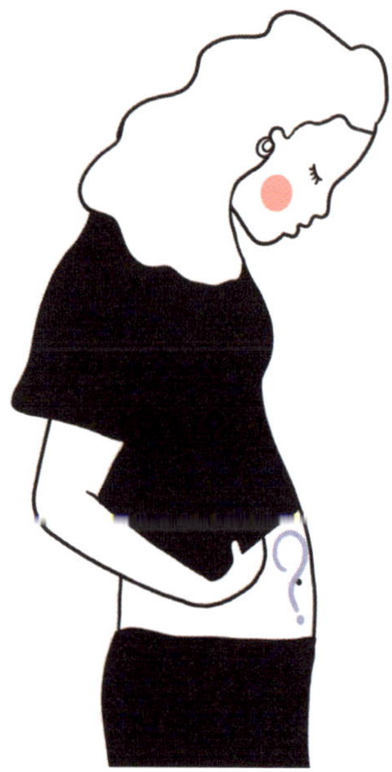

Le délai pour pour parvenir à débuter une grossesse peut énormément varier d'une personne à l'autre. Si ce sujet est peu abordé, il peut participer à la souffrance des personnes qui essayent d'avoir un enfant et qui n'y parviennent pas aussi rapidement qu'elles l'auraient imaginé. Selon l'Ined (Institut national d'études démographiques), en France, il faudrait en moyenne 7 mois pour concevoir un enfant (source : ined.fr).

Pour autant, cela ne signifie pas que ça ne peut pas fonctionner du premier coup, ou même sans que vous ne l'ayez prévu, ni qu'il y ait de quoi s'inquiéter si vous dépassez ce délai. Il est conseillé d'en parler durant une consultation gynécologique lorsque vous essayez depuis 1 an ou plus, afin de vérifier s'il s'agit d'un délai normal ou s'il y a matière à accompagner médicalement la conception.

DES QUESTIONS OU DES DOUTES AUTOUR DE LA SEXUALITÉ OU DES IST

Il existe de très nombreuses idées reçues également concernant les infections sexuellement transmissibles. Encore taboues, les IST sont sujettes à toutes sortes de légendes urbaines. Si vous avez des symptômes, eu une relation dite « à risque » ou si une personne avec qui vous avez eu des relations sexuelles vous informe avoir une IST, n'hésitez surtout pas à consulter.

Il n'y a pas que les relations pénétratives qui peuvent transmettre des IST, puisque les muqueuses peuvent en être vectrices aussi, et toutes les IST ne donnent pas forcément lieu à des symptômes. Il n'y a aucune honte à ressentir si vous avez ou pensez avoir une IST, étant donné que de très nombreuses personnes en sont porteuses ; cela n'a rien à voir avec une supposée propreté et ne doit occasionner aucun jugement sur votre sexualité.

Au contraire, consulter en cas de doute, c'est faire preuve d'une forme d'altruisme et de responsabilité, puisque cela permet de limiter la propagation des IST. Les IST n'ont pas de vecteurs discriminants, tout le monde peut en avoir (même si on s'en passerait volontiers !).

QUI CONSULTER ?

Quand on pense « gynécologie », on pense plus facilement à « gynécologue ». Même si ce n'est pas faux, il existe en fait plusieurs types de spécialistes qui peuvent procéder à des consultations gynécologiques. Si ces personnes n'ont pas les mêmes spécificités ou le même champ d'action, elles peuvent néanmoins toutes procéder à une consultation gynécologique basique et répondre à la plupart de vos besoins.

LES GYNÉCOLOGUES ET GYNÉCOLOGUES OBSTÉTRICIEN·NES

Ce sont des spécialistes de la gynécologie qui ont un diplôme en médecine. Ces spécialistes ont pour rôle d'assurer le suivi, mais aussi de diagnostiquer les maladies gynécologiques et mammaires. Ces personnes sont aussi en capacité de prescrire médicaments et contraceptifs, de faire le suivi de la contraception ou de pratiquer des interruptions volontaires de grossesse (IVG).

Il faut faire la différence entre les gynécologues et les gynécologues obstétricien·nes, qui peuvent suivre les grossesses, pratiquer les accouchements et avoir une activité chirurgicale.

LES SAGES-FEMMES

Eh oui ! Les sages-femmes sont parfaitement aptes à réaliser un suivi gynécologique. Aucun besoin d'être en période de grossesse ou de projeter de l'être pour pouvoir les consulter. Il est possible de les consulter pour un suivi gynécologique, des frottis, une prescription de contraception, des palpations mammaires, pour pratiquer une IVG médicamenteuse, etc.

La différence avec les gynécologues est que, sauf dans le cadre d'une grossesse, ces spécialistes ont une liste plus restreinte de prescription médicamenteuse. De fait, si une maladie d'ordre gynécologique est diagnostiquée par leurs soins, c'est votre médecin généraliste ou gynécologue (ou autre personne que l'on vous aura conseillée) qui devra prendre le relais.

Le terme « sage-femme » peut s'employer quel que soit le genre de la personne qui exerce ce métier, puisqu'étymologiquement, il signifie « personne experte des femmes ». Comme tout mot qui comprend le terme « femme », il est difficile de l'entendre comme étant utilisable pour toutes les personnes concernées. Il existe un terme pour désigner les hommes sages-femmes : « maïeuticien » (homme qui exerce le métier de sage-femme). Ici, je n'utiliserai pas ce terme puisque sage-femme est juste, quel que soit le genre de la personne qui exerce ce métier. Pourquoi le neutre serait-il partout masculin et les rares fois où un terme comprendrait le mot « femme » ou ses racines, faudrait-il le masculiniser ?

LES MÉDECINS GÉNÉRALISTES

Qu'il s'agisse de votre médecin traitant·e ou non, les médecins généralistes sont aptes à réaliser votre suivi gynécologique. Cependant, il faut bien vous assurer que cela est possible au moment où vous prenez rendez-vous. Ces médecins peuvent prescrire, assurer un suivi, diagnostiquer, s'occuper de la contraception...

La différence avec les gynécologues tient au fait que la gynécologie n'est pas leur spécialité. Pour des problèmes spécifiques, un médecin généraliste pourra vous rediriger vers des personnes plus compétentes dans le domaine nécessaire.

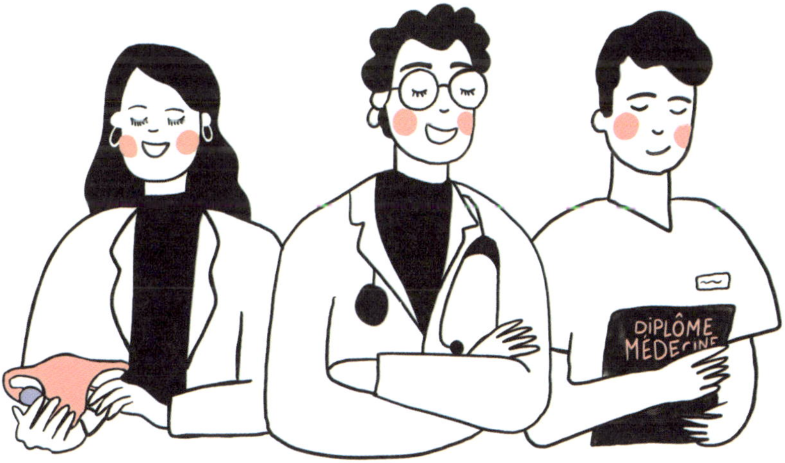

TROUVER SON OU SA SPÉCIALISTE

La première chose est de bien se rappeler que rien ne vous oblige, jamais, à continuer de consulter une personne. Même si vous avez déjà eu de nombreux rendez-vous avec elle, si un moment arrive où vous avez des réticences à vous rendre en consultation ou si vous avez été victime de maltraitances ou de violences, vous pouvez tout à fait changer de spécialiste. Il est possible de changer de multiples fois avant de trouver la personne avec qui vous vous sentez en confiance, il est aussi possible de la trouver du premier coup. Mais comment trouver la bonne personne ?

Le bouche-à-oreille

Demander autour de soi, à des proches, de la famille, des collègues, camarades, connaissances, à l'infirmerie scolaire, à la pharmacie, à des associations... c'est se donner l'opportunité de poser, en amont, les questions qui nous importent. C'est aussi pouvoir anticiper la façon d'être de cette personne, pouvoir mieux appréhender le premier rendez-vous et donc s'y rendre avec plus de sérénité.

Les recherches sur des moteurs de recherches ou sur Ameli

Après une consultation, il est fréquent que les personnes laissent un avis sur le déroulement du rendez-vous. Entrez sur n'importe quel moteur de recherche le type de spécialiste que vous recherchez ainsi que votre ville. **Les avis peuvent vous permettre de vous faire une idée des spécialistes en amont, surtout si les mêmes témoignages se répètent.**

Si de nombreuses personnes disent avoir ressenti bienveillance et écoute durant la consultation, il y a fort à parier que ce sera le cas pour vous aussi. À l'inverse, si de nombreuses personnes préviennent d'un manque de tact ou de méthodes déplacées, il est sans doute préférable de s'orienter

vers quelqu'un d'autre. Les avis ne peuvent être vraiment significatifs que s'il y en a suffisamment, évidemment.

Ameli, c'est votre espace santé assurance maladie. Sur cette plateforme se trouve un annuaire santé sur lequel il est possible de trouver tous types de spécialistes et de consulter leurs tarifs.

Les sites dédiés

Il existe des sites qui permettent soit de trouver des spécialistes disponibles dans votre zone géographique, soit de trouver des gynécologues, généralistes ou sages-femmes avec des recommandations.

Sur un site comme **doctolib.fr**, vous pouvez facilement savoir s'il y a des disponibilités et quand, ce qui peut être très pratique si vous voulez consulter rapidement.

Sur **gynandco.wordpress.com**, vous pouvez maximiser vos chances de tomber sur une personne *safe*. Bien que tout le monde n'ait pas les mêmes besoins, les recommandations avec des détails et des explications peuvent vous guider dans votre choix. Ce site contient aussi de nombreuses informations et de nombreux conseils concernant la gynécologie.

Votre médecin traitant·e

Si vous ne souhaitez pas que votre médecin traitant·e fasse votre suivi gynécologique, ou que ce type de suivi n'est pas pratiqué dans son cabinet, vous pouvez lui demander des recommandations. Votre médecin connaît normalement bien la ville dans laquelle se trouve son cabinet et pourrait être en capacité de vous suggérer une personne de confiance (selon ses critères). Vous pouvez bien sûr lui demander plusieurs noms et vous faire votre opinion en regardant les avis sur ces spécialistes par exemple.

OÙ CONSULTER ?

Quel que soit le lieu où vous choisirez de consulter, il est nécessaire de téléphoner avant ou de prendre rendez-vous en ligne (sauf exceptions citées plus bas ou s'il s'agit d'une urgence). Chaque lieu a ses spécificités.

DANS UN CABINET MÉDICAL EN VILLE

C'est dans les cabinets médicaux que vous pouvez consulter des médecins ou sages-femmes qui exercent en libéral.

À L'HÔPITAL, À LA MATERNITÉ OU DANS UNE CLINIQUE

Dans ce cas, les consultations sont souvent envisagées pour des suivis spécifiques, liés à une pathologie ou à une grossesse ou préconisés en amont par votre médecin ou sage-femme. Il existe cependant encore des endroits où il est possible de consulter pour un suivi dit « classique », mais il faut bien s'en assurer en amont, par téléphone ou par mail.

DANS UNE MAISON DES ADOLESCENTS

Dans ce cas, il n'y a la plupart du temps pas besoin de prendre rendez-vous. Ce sont des espaces pour les personnes mineures, accompagnées ou non. Les consultations sont anonymes. Au-delà de la consultation gynécologique, ces espaces assurent « l'accueil, l'écoute, l'information, l'orientation, l'évaluation des situations, la prise en charge médicale et psychologique, l'accompagnement éducatif, social et juridique ». Vous pouvez trouver la Maison la plus proche de chez vous sur le site **anmda.fr**.

DANS UN CENTRE DE PLANIFICATION FAMILIAL OU DANS UN PLANNING FAMILIAL

Ce sont des centres d'information, d'écoute et d'entretien dans lesquels vous reçoivent des conseillères, conseillers et médecins. Il est possible de venir sans rendez-vous et de demander à rester anonyme, que ce soit pour une contraception, une contraception d'urgence, une IST, une grossesse, une IVG médicamenteuse, une difficulté dans le couple ou dans la famille, pour parler de désir, de plaisir ou d'une violence subie. Vous trouverez le planning familial le plus proche de chez vous sur le site **planning-familial.org**.

> **Pour ce qui est des consultations gynécologiques plus poussées, il est préférable de prendre rendez-vous et elles ont le plus souvent lieu avec des médecins ou des sages-femmes. Tous les actes sont alors pris en charge à 100 % par l'assurance maladie.**

DANS UN CENTRE DE PLANIFICATION ET D'ÉDUCATION FAMILIALE (CPEF)

Ce sont des centres qui ont été créés pour compléter les services proposés par les plannings familiaux. Ils répondent à une mission légale du département qui est celle de la Protection Maternelle et Infantile. Dans ces centres, il est possible d'avoir accès à des consultations médicales anonymes et gratuites, notamment pour les personnes mineures. C'est aussi le cas si vous êtes adulte sans couverture sociale : le Conseil départemental prend à sa charge toutes les dépenses.

DANS UN CENTRE DE SANTÉ

Ce sont des espaces dans lesquels plusieurs personnes exercent de façon collective, c'est-à-dire que dans une même structure se trouvent différents métiers de santé, de la même spécialité ou non. Les centres de santé appliquent le tiers payant sans dépassement d'honoraires et sont souvent des lieux de stage pour les étudiants et étudiantes en médecine.

LE DÉROULEMENT D'UNE CONSULTATION GYNÉCOLOGIQUE

D'abord, même si vous n'avez pas la majorité, rien ne vous empêche de prendre rendez-vous sans l'autorisation de vos responsables légaux. Si vous ressentez le besoin que quelqu'un vous accompagne, c'est possible peu importe votre lien, tant qu'il s'agit d'une personne de confiance avec qui vous vous sentez bien. La décision liée à l'accompagnement doit émaner de vous. Il est important aussi de savoir que les spécialistes doivent maintenir le secret professionnel et que rien de ce qui sera dit durant la consultation ne pourra en sortir sans votre consentement, quel que soit votre âge.

SAVOIR POURQUOI VOUS ÊTES LÀ

Le plus souvent, la première consultation – que ce soit votre toute première consultation gynécologique ou votre première dans ce cabinet – commence par la question : « Pourquoi êtes-vous là ? ».

C'est le moment pour vous de parler d'absolument tout ce qui vous questionne ou de ce pour quoi vous êtes là si vous en avez une idée précise. Si vous hésitez sur ce qui vous amène, ou si vous êtes là sans raison particulière, simplement pour vous assurer que tout va bien, pas d'inquiétude, vous pouvez aussi le dire.

> **Si vous n'arrivez pas à parler des raisons à l'origine de votre prise de rendez-vous, rappelez-vous d'abord que la personne en face de vous n'a pas pour objectif de porter un jugement sur vous, elle est formée et habituée à recevoir des patients et patientes. Si elle vous juge malgré tout, elle sort du cadre médical et vous verrez plus loin dans ce livre qu'il existe des moyens de vous en protéger, voire de la dénoncer (voir page 118).**

Vous n'avez pas à utiliser un vocabulaire qui vous met mal à l'aise. L'objectif est de parvenir à exprimer vos besoins. Les médecins et sages-femmes appartenant aussi au monde réel, il y a fort à parier qu'en utilisant des termes du quotidien, vous réussirez à vous faire comprendre. Enfin, si vous n'arrivez pas à parler ou à expliquer ce pour quoi vous êtes là, vous pouvez aussi en alerter la personne qui se trouve face à vous ou demander à un tiers de confiance de vous accompagner pour parler à votre place.

APPRENDRE À MIEUX VOUS CONNAÎTRE

Une fois que vous aurez réussi à identifier, plus ou moins précisément, ce pour quoi vous êtes là, il vous faudra répondre à des questions à propos de vous et de vos antécédents. Cela est nécessaire pour remplir votre dossier médical, afin de pouvoir assurer le meilleur suivi possible. Rien d'étonnant, donc, à ce que votre médecin ou sage-femme prenne des notes pendant que vous répondez à ses questions.

Parmi ces questions, il est considéré comme normal le fait de vouloir savoir votre âge, vos antécédents médicaux et ceux de votre famille, la date de vos dernières règles, la régularité de vos cycles, vos activités (professionnelles et/ou sportives), si vous prenez des médicaments (la pilule contraceptive par exemple) et si vous avez des symptômes particuliers. Dans certains cas, il peut être approprié de vous demander votre poids, si vous avez déjà eu des rapports sexuels, protégés ou non, et s'ils ont eu ou ont lieu avec la ou les mêmes personnes.

> **Par contre, vos orientations sexuelles et/ou romantiques ne regardent que vous. Vous pouvez en parler si cela vous semble pertinent ou si vous en avez envie, mais il s'agit de votre choix. Des questions trop intimes ou personnelles sur vos relations sexuelles n'ont pas non plus leur place en consultation.**

L'EXAMEN CLINIQUE

Pour la suite de la consultation, tout dépendra des deux premiers points. **Pour une première consultation classique, sans gêne ou douleur particulière ou pour la prescription d'un contraceptif, il n'y a pas besoin d'examen clinique.**

Cela signifie qu'il est tout à fait possible et très fréquent que la première consultation ne comporte aucun examen gynécologique, seulement des échanges entre votre médecin ou sage-femme et vous. Quoi qu'il en soit, si on vous explique que dans votre cas, il y a besoin d'un examen gynécologique mais que vous ne souhaitez pas y avoir recours, vous pouvez le refuser. **Rien ne doit ni ne peut se passer sans votre consentement.**

Si votre cas nécessite un examen gynécologique et/ou sénologique (études du fonctionnement, de la structure et des éventuelles maladies des seins) et que vous êtes d'accord, alors il vous sera certainement demandé de vous déshabiller.

> **La nudité intégrale n'est absolument pas nécessaire pour un examen gynécologique et votre praticien ou praticienne doit s'assurer de votre consentement à chaque étape de la consultation.**

S'il y a besoin à la fois de procéder à une palpation mammaire et à un examen gynécologique, alors il est possible d'enlever d'abord le bas, puis, une fois cette partie de l'examen terminée, de se rhabiller pour enlever le haut.

Selon les besoins, il est possible que votre médecin ou sage-femme insère, avec votre consentement et seulement après que vous l'ayez donné oralement, un outil médical dans votre orifice vaginal, pour effectuer un prélèvement, prendre des images, ou autre. Pour la palpation mammaire ou abdominale, des pressions et palpations sont exercées sur la poitrine ou le bas-ventre afin de déceler d'éventuelles grosseurs ou écoulements.

Si à tout moment vous ressentez une gêne ou une douleur, il est normal de l'exprimer, pour faire une pause ou arrêter, selon ce que vous demandez. Quel que soit l'examen gynécologique mis en place (examen abdominal, périnéal et/ou pelvien), votre médecin ou sage-femme doit vous expliquer ce dont il s'agit, ce que ça implique et pourquoi cela doit être fait. Si l'examen nécessite l'insertion de doigts, alors ils seront gantés.

Ces examens ne sont jamais censés être douloureux. Ils peuvent être désagréables, mais ne doivent jamais vous faire souffrir. Si c'est le cas, n'hésitez pas à l'exprimer et si besoin à en demander l'arrêt ou un changement de méthode.

PRESCRIPTIONS ET RECOMMANDATIONS

Pour de nombreuses prescriptions, il n'y a pas besoin d'examen clinique, vos échanges seuls peuvent suffire. Les médecins ou sages-femmes peuvent, après avoir discuté avec vous, vous faire part de recommandations. Elles peuvent concerner les bonnes pratiques en termes d'hygiène avant, pendant et après un rapport sexuel ou encore les matières de sous-vêtements à privilégier pour éviter les mycoses, par exemple. Comme pour le reste, quelle que soit la prescription qui est faite, **votre médecin ou sage-femme doit vous expliquer ce dont il s'agit et à quoi cela sert**. Vos choix doivent être respectés, et personne ne peut vous imposer quelque chose que vous ne voulez pas.

QUELLES QUESTIONS POUVEZ-VOUS POSER ?

La consultation gynécologique n'est pas qu'une série d'examens cliniques, au contraire ! Une consultation gynécologique, c'est d'abord un échange entre un ou une spécialiste de la gynécologie et la personne qui vient consulter. L'objectif de cette consultation est de faire équipe pour que votre « vie gynécologique » se passe au mieux. Ensemble, vous avez pour objectif commun de prendre soin de votre corps, de votre tête et de pouvoir tout mettre en place pour répondre à vos besoins.

Si votre spécialiste vous pose des questions, ce n'est pas à sens unique. Une fois que vous avez trouvé la personne avec qui vous souhaitez mettre en place votre suivi, vous pouvez poser librement toutes les questions qui vous passent par la tête. Il vaut toujours mieux poser une question, au risque de se sentir parfois un peu ridicule (il n'y a pas de « question ridicule », au passage) plutôt que de rester dans le doute. Poser une question ne signifie pas nécessairement obtenir une réponse : il est possible qu'une investigation soit nécessaire avant de pouvoir vous répondre le plus précisément possible ou encore que l'on vous adresse à d'autres spécialistes, dont le domaine est plus approprié dans ce cas précis.

Puisque ce n'est pas toujours facile de se sentir légitime ou de se convaincre que notre question a bien sa place dans une consultation gynécologique, voici une petite liste, absolument pas exhaustive, des questions que vous pouvez poser.

Parfois, une fois dans le cabinet, votre médecin ou sage-femme peut vous impressionner et vous faire oublier les raisons pour lesquelles vous avez pris rendez-vous. Ou bien, vous commencez à parler de quelque chose, la discussion se poursuit et vous oubliez votre question suivante. Un petit conseil utile est de noter, au fur et à mesure, sur un bout de papier ou dans votre téléphone, les questions qui vous préoccupent ou des symptômes que vous avez remarqués à un moment de votre cycle. Ce sera un bon pense-bête au moment de la consultation.

La contraception

Il existe une infinité (ou presque) de manières de se prémunir d'une grossesse. Poser des questions sur la contraception, c'est un moyen de vous assurer de choisir la méthode qui vous conviendra le mieux – si vous en souhaitez une un jour. Les questions peuvent autant tourner autour de la manière de l'administrer ou de la poser que de la façon dont elle fonctionne. Il s'agit de votre corps, il est tout à fait normal et légitime que vous posiez autant de questions que possible pour comprendre.

EXEMPLE DE QUESTIONS

Si je veux un DIU, quelles sont les différentes étapes qui m'attendent avant qu'il soit posé et efficace ?

Si j'oublie de prendre ma pilule un jour, est-ce que je dois en prendre deux le lendemain ?

Je ne souhaite pas de contraceptif hormonal, quels sont les moyens de contraception sans hormones qui existent ?

Est-ce que ma pilule me protège des IST ?

Comment fonctionne l'implant contraceptif ?

Le fonctionnement de votre corps

Les cours de SVT sont parfois loin et vouloir saisir comment fonctionne son corps est très compréhensible, car cela permet de mieux l'appréhender. Comprendre ses cycles, le sang, les pertes, les mamelons… c'est aussi ça se connaître et c'est souvent un moyen de se rassurer. Les questions autour du fonctionnement de votre corps ont tout à fait leur place durant une consultation gynécologique, d'autant plus que l'omerta a longtemps régné sur ces sujets, rendant certains d'entre eux encore tabous aujourd'hui. Le savoir, c'est le pouvoir et il n'y a rien de plus légitime que de souhaiter avoir le pouvoir sur son propre corps.

EXEMPLE DE QUESTIONS

Les règles, c'est quoi ? Si je perds beaucoup de sang, puis-je faire de l'anémie ?

Est-ce que les pertes blanches sont normales et d'où viennent-elles ?

Pourquoi et quand est-ce que les tétons pointent ?

Combien de temps dure un cycle ?

Ovaires, ovules, quelle est la différence et à quoi servent-ils ?

L'anatomie

Si l'on a une bonne idée, dans l'ensemble, de ce à quoi ressemble un corps, les contenus à disposition sur nos écrans qui laissent voir des corps nus sont malheureusement bien souvent encore soumis aux contraintes de ce qu'on voudrait faire passer pour la norme. Aussi, il n'est pas étrange de se demander si notre corps est « normal ». Un sein plus gros que l'autre, les tétons qui rentrent, qui pointent, qui ne pointent pas, des lèvres asymétriques, qui sortent ou qu'on ne voit pas, un clitoris caché ou apparent ou avec une forme qui nous semble atypique… Autant d'éléments qui, absents de nos représentations, peuvent nous questionner.

Vous n'êtes pas « bizarre » si votre corps ne ressemble pas à ceux que vous voyez sur vos écrans. Ces corps montrés représentent en fait

une infime minorité de ce que sont les réalités des corps humains. Poser les questions concernant l'anatomie de façon générale ou la vôtre, c'est vous assurer qu'il n'y a pas de pathologie et/ou vous rassurer.

EXEMPLE DE QUESTIONS

À quoi ressemble un utérus et où se situe-t-il ?

Quelle est la différence entre une vulve et un vagin ?

Par où sort l'urine ?

Mes seins ne font pas la même taille, c'est normal ?

À quoi ressemblent des petites lèvres ?

Les douleurs

À force d'entendre « c'est normal d'avoir mal quand on est une femme », on a fini par collectivement l'intégrer. Or, en réalité, ça n'a rien de normal. Une douleur peut être bénigne, explicable, intraitable, habituelle... mais pour autant, partir du principe que « c'est normal » et qu'il ne faut pas chercher ce qui provoque ces douleurs, c'est participer, parfois, à l'errance médicale de certain.es patient·es. Les cycles menstruels peuvent être douloureux. Pour autant, cela ne signifie pas que vous ne devez pas en parler, car les douleurs peuvent être le symptôme de quelque chose, ou parce qu'il existe peut-être des solutions pour les calmer.

Si certaines douleurs peuvent s'expliquer et être bénignes, il n'y a pas de raison pour que vous deviez vivre avec, sans tenter de les faire disparaître ou de les atténuer. Par ailleurs, avant d'affirmer qu'une douleur ne provient de rien qui ne soit traitable, encore faut-il s'en assurer. Pour ce faire, il faut nécessairement investiguer.

EXEMPLE DE QUESTIONS

J'ai très mal quelques jours avant mes règles, qu'est-ce que je peux faire ?

Ma poitrine me fait beaucoup souffrir, est-ce que ça veut dire quelque chose ?

Dès lors que quelque chose est inséré dans mon vagin, je souffre, qu'est-ce que c'est ?

Les sensations inhabituelles

Picotements, gêne, transpiration inhabituelle, saute d'humeur, baisse ou augmentation de libido, pensées noires, zone corporelle plus sensible ou moins sensible… Il n'y a pas que les douleurs ou les changements d'aspect du corps qui peuvent être qualifiés de « symptômes ». Une sensation inhabituelle peut être due à une multitude de choses. Des changements hormonaux peuvent par exemple causer certaines de ces sensations. Aussi, si vous avez un contraceptif hormonal (voir tableau page 52), il peut être très intéressant de questionner la personne qui vous suit sur ces sensations, afin d'écarter ou non le fait qu'elles soient liées à votre contraception. Questionner votre médecin ou sage-femme sur une ou des sensations que vous trouvez inhabituelles est tout à fait pertinent durant une consultation gynécologique.

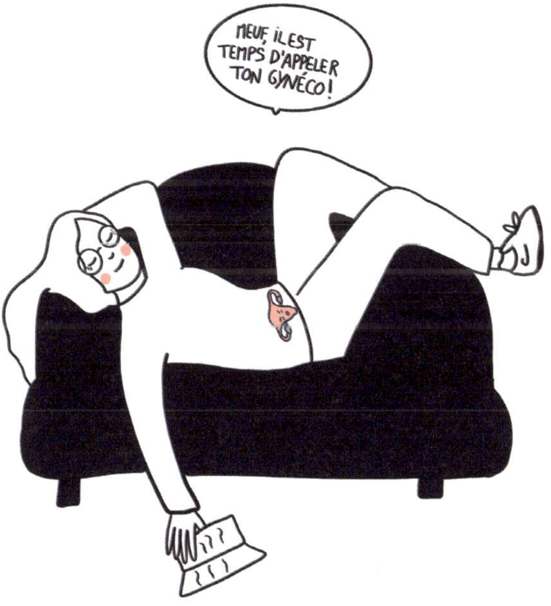

EXEMPLE DE QUESTIONS

Depuis quelques mois, je transpire beaucoup plus que d'ordinaire, à quoi ça peut être dû ?

Je déprime en ce moment, est-ce qu'il peut y avoir un lien avec ma contraception ?

J'ai une gêne au niveau de ma vulve, comme une irritation, est-ce qu'il y aurait une façon d'arranger ça ?

La vie sexuelle

Le sexe étant encore souvent perçu comme tabou, il peut sembler gênant d'aborder le sujet avec votre médecin ou sage-femme. Or, rester dans l'ignorance ou la méconnaissance peut conduire à adopter des comportements à risque. Poser des questions à ce sujet, c'est se permettre d'aborder sa vie sexuelle avec plus de sérénité et faire en sorte qu'elle soit vraiment le reflet de vos envies. Désir ou non-désir, périodicité, durée, lubrification, consentement... La consultation gynécologique peut être un endroit privilégié pour aborder ces sujets puisque certains peuvent être directement en lien avec la santé gynécologique. Par exemple, certaines mauvaises habitudes et idées reçues concernant la lubrification peuvent mener à un dérèglement de la flore (par exemple, quoi qu'on n'en pense, la salive ne lubrifie pas, au contraire : elle assèche et peut dans certains cas dérégler la flore).

EXEMPLE DE QUESTIONS

J'ai l'impression que je n'ai pas beaucoup de rapports sexuels dans mon couple, est-ce qu'il y a une « norme » ?

Est-ce que, si on est en couple, on doit avoir des rapports sexuels ?

J'ai l'impression de ne pas être assez mouillée. Comment puis-je faire ?

Les IST

Une nouvelle fois, les idées reçues vont bon train concernant les IST (infections sexuellement transmissibles). Poser des questions à ce sujet vous permettra de vous renseigner de façon efficace et sûre. Bien qu'il puisse être plus facile d'en discuter avec un entourage très proche, ne pas se rapprocher de personnes véritablement informées sur le sujet, c'est risquer de perpétuer les bruits de couloir les concernant et d'en contracter et/ou de stigmatiser les personnes qui en ont une ou plusieurs.

Il n'y a rien de honteux ou de dégradant à parler d'IST ou à en avoir. Pour ne prendre que l'exemple d'une infection à chlamydia, en 2016, 267 097 personnes ont été diagnostiquées (majoritairement des femmes de 15 à 24 ans). Ces infections ne sont ni « rares », ni révélatrices de quoi que ce soit sur votre vie ou vos habitudes. Vous informer les concernant, c'est le premier geste pour vous en protéger.

EXEMPLE DE QUESTIONS

Est-ce que je peux attraper des IST en étant lesbienne ?

Si j'ai fait une fellation/un cunnilingus sans protection, est-ce que j'ai un risque d'infection à quelque chose ?

Est-ce qu'on peut attraper quelque chose quand c'est un premier rapport pour les deux personnes ?

La fertilité et/ou la grossesse

Le manque d'informations concernant la fertilité peut mener à un sentiment d'isolement ou à des situations non désirées. Qu'il s'agisse du temps nécessaire pour concevoir un enfant, des arrêts de grossesse, des périodes de fertilité, de la durée de vie des spermatozoïdes dans un autre corps… poser des questions sur ces sujets, c'est pouvoir mieux encadrer votre désir ou votre non-désir d'enfant. C'est aussi, si vous souhaitez devenir parent, vous aider à déculpabiliser si cela ne fonctionne pas comme vous l'aviez imaginé. Bien qu'on puisse penser qu'on sait tout ce qu'il y a à savoir dès lors qu'on apprend que les enfants ne naissent pas dans les choux, il y a en fait une multitude d'informations essentielles autour de la fertilité et de la grossesse dont vous pouvez parler en consultation.

EXEMPLE DE QUESTIONS

Si je n'ai jamais de rapport durant mes périodes d'ovulation, est-ce que j'ai un risque de tomber enceinte ?

J'ai arrêté les moyens de contraception depuis un an pour faire un enfant et ça ne fonctionne pas, est-ce qu'il y a un problème ?

Les « fausses couches », c'est que si on fume, non ?

LES *GREEN FLAGS* ET *RED FLAGS* DES CONSULTATIONS GYNÉCOLOGIQUES

Durant une consultation, il peut y avoir des signes, des attitudes, des paroles ou des gestes qui vous permettront de vous donner une idée de la personne qui vous reçoit en consultation. Les ***green flags*** *et* ***red flags*** *ci-dessous ne doivent en aucun cas se substituer à votre analyse ou à vos ressentis, mais ils peuvent être des indicateurs qui vous permettent de prendre confiance en votre jugement. Non, vous n'en faites pas « trop » quand une situation vous dérange, gêne ou bloque et peut-être que grâce à ces points, vous pourrez confirmer que ce n'est pas « dans votre tête » ni que vous êtes « trop sensible ». Cependant, ce ne sont que des pistes de réflexion, vous êtes la personne la mieux placée pour savoir où se situent vos limites et votre espace de sécurité. Il est important de vous faire confiance, si vous ne vous sentez pas à l'aise, vous devez vous écouter et/ou en parler.*

GREEN FLAGS

Description du déroulement de la consultation

Pouvoir anticiper une consultation, c'est ne pas appréhender d'avoir une surprise (bonne ou mauvaise) et c'est aussi pouvoir garder une forme de contrôle. Un praticien ou une praticienne qui vous décrit ce qui vous attend, c'est une personne qui s'assure de vous mettre dans les meilleures conditions dès le début de la consultation.

Demande de consentement à chaque étape

Une personne qui s'assure de votre consentement vous respecte et respecte votre libre arbitre. Il s'agit d'une obligation légale du personnel soignant (voir texte de loi page 65), mais qui est encore trop souvent bafouée, d'où sa présence dans cette liste.

S'assurer du consentement ne se fait pas n'importe comment, il faut que ce soit clair, à l'oral et qu'il vous soit véritablement possible de refuser. Une fois le consentement donné pour un acte, il est nécessaire qu'il soit redemandé pour chaque étape : un « oui » ne vaut pas pour toute une consultation, vous pouvez changer d'avis à n'importe quel moment.

Le fait de s'assurer du consentement permet d'établir une véritable relation de confiance et d'atténuer les éventuelles appréhensions. Un consentement respecté, c'est aussi l'assurance d'un meilleur suivi gynécologique, puisque la personne auscultée reviendra plus facilement en consultation.

Vérification de la bonne compréhension des informations

Parfois, certaines émotions telles que le stress, l'angoisse, la peur, etc. peuvent altérer notre compréhension, mais pas seulement. Le français n'est pas la langue maternelle de tout le monde et par ailleurs, même lorsqu'il s'agit de notre langue maternelle, nous ne partageons pas toujours le même vocabulaire. Le professionnel ou la professionnelle de santé que vous consultez doit donc s'assurer que vous comprenez bien ce qui vous est dit. Concernant les diagnostics, mais aussi les examens, les prescriptions ou les recommandations, il ou elle doit adapter son vocabulaire à vous afin d'avoir un échange constructif.

Écoute active et sans jugement

L'écoute active permet de prendre en considération ce que vous exprimez et de véritablement comprendre, évaluer et interpréter ce qui est dit. Écouter sans jugement est aussi une prérogative du corps médical. Ne pas juger, c'est permettre de libérer la parole de la personne en face et ainsi maximiser les chances d'un suivi efficace.

Respect de votre vie privée

Les médecins et sages-femmes ne doivent pas interférer dans votre vie privée. Une consultation gynécologique est un moment privilégié pour parler d'intimité si besoin est, mais ces informations intimes doivent venir de vous et le personnel de santé ne doit ni ne peut vous forcer à les délivrer. Pour ce qui est du privé qui n'impacte pas votre santé, nul besoin pour votre médecin ou sage-femme de poser des questions. Si vous ressentez le besoin de parler de votre vie privée, cela est tout à fait possible, mais c'est à vous de décider.

Adaptation de la consultation à vos besoins et à vos demandes

Chaque consultation est différente puisque chaque personne l'est. Selon votre niveau d'angoisse ou de sérénité, votre médecin ou sage-femme ne devrait pas se comporter de la même façon.

Si vous venez pour avoir des informations sur les moyens de contraception sans hormones, alors la personne en charge de votre suivi doit vous les présenter, vous expliquer ce qu'elles impliquent et s'intéresser à la raison pour laquelle vous désirez avoir recours à ce type de contraceptif. Il serait, dans ce cas, adapté de vous proposer de vous parler aussi des contraceptifs hormonaux pour que vous puissiez comparer et établir, ensemble, le meilleur moyen contraceptif vous concernant.

Les médecins ou sages-femmes qui prennent véritablement en considération les demandes et exposent leurs idées sans les imposer maximisent la possibilité d'un suivi efficace.

Redirection vers d'autres spécialistes en cas d'impossibilité de répondre à vos besoins

Ne pas connaître ou ne pas savoir ne signifie pas qu'une chose n'existe pas. Les spécialistes qui réorientent vers des confrères et consœurs susceptibles de prendre en charge votre demande répondent admirablement à leur première devise : *primum non nocere* – « premièrement, ne pas nuire ».

Laisser une personne dans l'errance médicale, c'est à coup sûr lui nuire, physiquement et psychologiquement. Au contraire, préférer vous adresser à d'autres spécialistes, c'est encourager la pose d'un diagnostic.

RED FLAGS

Consultation mécanique

Soigner un être humain, ce n'est pas comme réparer une voiture. Au-delà de la « mécanique du corps », il y a la « mécanique du cœur », et cette dernière est complexe, subtile et très personnelle. L'une n'allant pas sans l'autre, chaque consultation doit être unique, et si certaines grandes étapes se retrouvent d'une consultation à l'autre, ce qui les lie doit être individualisé.

Une personne qui n'est ni écoutée ni prise en considération aura plus de difficulté à avoir un suivi médical régulier. Par ailleurs, sans écoute ni considération, le risque de passer à côté d'informations importantes augmente.

Aucune demande de consentement

Au-delà de sembler parfaitement logique, le fait de respecter le consentement est inscrit dans la loi (voir page 65). Une personne du corps médical qui ne vous demande pas votre consentement est dans l'illégalité. **Chaque action qui vous implique n'est jamais due ou obligatoire.** C'est vous qui êtes aux commandes. Le fait de ne pas s'assurer du consentement peut mener à des situations extrêmement graves et dommageables. Aussi, depuis la demande de se déshabiller jusqu'à la prescription de fin de consultation (quand il y a besoin), votre consentement doit être demandé **et vous pouvez le retirer à tout moment**.

Non-prise en compte de vos symptômes

À cause du stéréotype (plus qu'erroné, ça a été prouvé depuis) qui voudrait que les femmes et personnes perçues comme telles soient plus promptes à « somatiser » ou même à « jouer la comédie » en ce qui concerne leurs douleurs, une réponse malheureusement beaucoup trop répandue leur est souvent donnée à la fois dans le privé et dans le médical : « c'est le stress » ou « c'est dans la tête ».

Dire « c'est dans la tête » est un bon moyen d'éviter de dire « je ne trouve pas ce qui vous fait souffrir » ce qui, pour une partie des spécialistes, serait vécu comme un aveu de faiblesse. S'il est vrai qu'angoisse et/ou stress peuvent provoquer de véritables réactions physiques, partir du principe que si l'on ne trouve pas d'explication, il s'agit nécessairement de stress, c'est de la négligence.

Par ailleurs, ce genre de phrase sous-entend aussi que vous êtes quelque part responsable de ce qui vous arrive. Ce n'est jamais le cas et le sous-entendre est culpabilisant et signe d'un manque de bienveillance et d'honnêteté. Tenir ce genre de propos, c'est vous maintenir dans le silence et risquer que votre cas s'aggrave. C'est une attitude qui n'est ni constructive ni appropriée.

Jugement sur votre situation

Ce n'est jamais le rôle d'un professionnel ou d'une professionnelle de santé d'émettre un jugement sur vos choix, vos habitudes ou votre situation. Avoir un avis est normal, le partager avec vous ne l'est pas. L'un de leurs rôles est de donner des recommandations, d'exposer les risques et/ou des chiffres – en somme d'expliquer, grâce à leur savoir, votre situation le plus clairement possible pour vous permettre de faire un choix éclairé. **Cela n'implique pas un jugement.**

Lorsqu'une personne du corps médical émet un jugement non sollicité, cela induit de la méfiance, de la distance et des difficultés de communication, donc une mauvaise prise en charge.

Focus sur votre poids

La grossophobie (voir notion-clé page 75) étant un problème systémique dans notre société, le corps médical n'y échappe malheureusement pas. Si l'on ramène un souci de santé à votre poids ou qu'on y fait référence sans que le sujet s'y prête, cela vous met en danger, en plus de vous discriminer. Les personnes victimes de grossophobie rencontrent plus de difficulté à se rendre en consultation médicale car elles appréhendent les réflexions grossophobes.

Elles sont aussi moins bien prises en charge : puisque tout est imputé à leur poids, moins de recherches et d'examens approfondis sont mis en place en cas de problème. Douter du fait qu'une personne grosse soit au fait de son poids et/ou de son apparence, c'est au mieux très naïf et égocentré, au pire malveillant. Tout ramener à votre poids, c'est refuser de vous soigner sur un critère discriminant ; en plus d'être insensé, c'est illégal (voir texte de loi page 104).

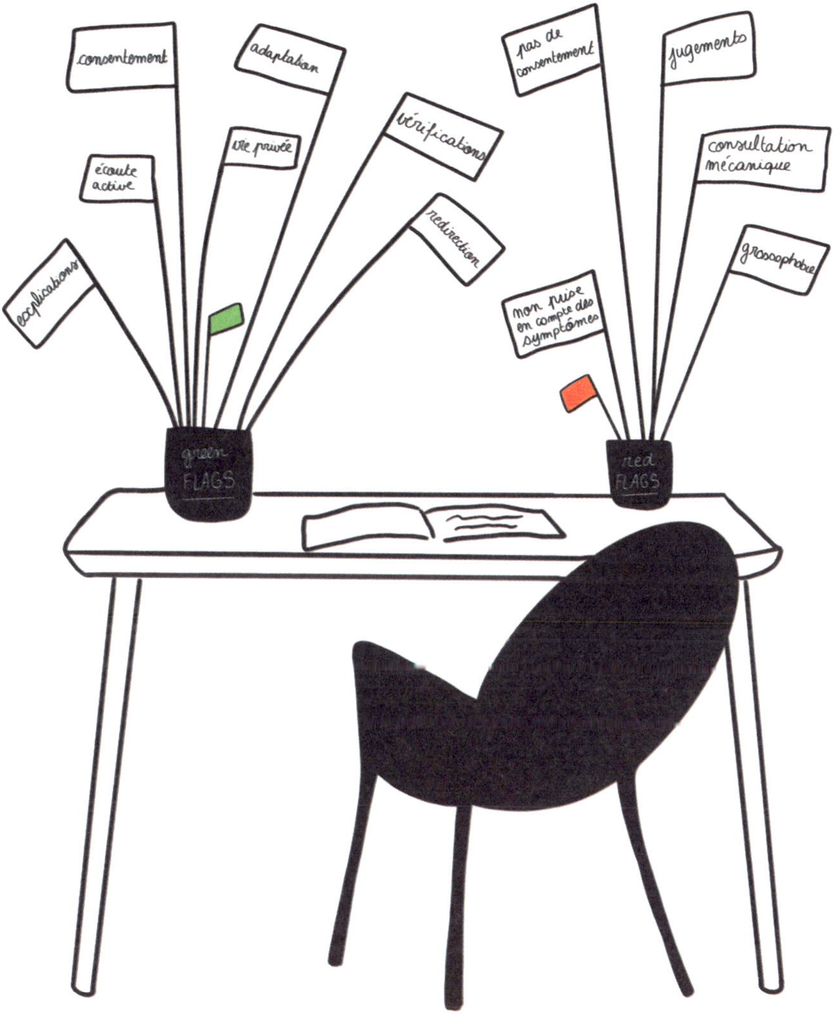

Questions trop intimes sans lien direct avec votre suivi médical

Si le domaine médical et surtout les investigations peuvent facilement mener sur le terrain de l'intime ou du privé, cette bifurcation ne peut et ne doit être que de votre fait. Une série de questions, faisant partie des « basiques » à mettre dans votre dossier médical est nécessaire (voir page 27) ; cependant, rien ne justifie des questions qui seraient trop intimes.

Si vous demandez par exemple une contraception, il n'y a aucun besoin de parler de votre vie sexuelle. Si vous faites cette requête, c'est que vous en avez besoin. Afin de s'assurer que vous avez une contraception adaptée à votre sexualité, le plus efficace sera pour votre médecin ou sage-femme de remplir sa mission d'information en vous exposant les différents moyens de contraception avec leurs avantages, inconvénients et prérequis. Ceci ne signifie pas que votre vie sexuelle doit impérativement rester secrète, simplement que vous pouvez en parler si vous en ressentez le besoin, sans qu'on vous y pousse par une question.

Poser des questions trop intimes expose à de nombreux problèmes : on peut mentir pour éviter de se sentir mal à l'aise et donc avoir une prescription inadaptée ou un diagnostic biaisé, appréhender les consultations et donc consulter moins souvent, ou encore se tenir dans une posture de méfiance – parfois à juste titre – qui rend toute consultation inefficace.

Commentaires sur votre apparence physique ou vestimentaire

Le ou la professionnelle de santé n'étant ni votre styliste, ni une personne de votre entourage à qui vous demandez un avis, rien ne peut justifier un commentaire sur votre apparence, qu'il soit positif ou négatif, puisque votre apparence n'a pas d'incidence sur votre santé. Quand bien même ce serait le cas, vous devriez entendre une recommandation médicale et pas un commentaire. Par exemple, si vous consultez pour un souci de mycose à répétition, il peut vous être recommandé de préférer des sous-vêtements qui ne soient pas en matière synthétique. Il ne s'agit donc pas d'un commentaire sur vos sous-vêtements, mais bien d'une recommandation fondée médicalement.

Non-prise en compte de vos douleurs

> **Si vous souffrez durant un examen, il est primordial que la personne en charge de votre suivi le prenne en considération et cesse un instant ou complètement l'examen, ou l'adapte.**

Dans tous les cas, si vous demandez à arrêter, la personne n'a d'autre choix que de s'exécuter. De la même façon, si vous allez consulter pour des douleurs et qu'il y a un examen clinique, il doit être adapté aux douleurs que vous avez décrites. **Ne pas prendre en considération vos douleurs, c'est de la maltraitance et ça ne se justifie jamais médicalement.**

Non-respect de vos choix

Votre corps, vos choix. C'est un slogan célèbre et juste qui doit aussi s'appliquer durant votre suivi médical. Vous devez toujours avoir la main sur les décisions vous impliquant. Nul besoin d'être spécialiste en gynécologie puisque la personne en charge de votre suivi doit vous apporter toutes les informations nécessaires pour que vous puissiez faire un choix éclairé vous concernant.

Évitez donc les médecins et sages-femmes qui prescrivent la pilule sans vous demander votre avis ou vous présenter d'autres moyens de contraception, qui ne vous expliquent pas l'intérêt d'un examen médical, ni ce qu'il implique ; qui estiment que votre choix est mauvais et qu'il ne mérite pas d'être suivi ou écouté.

Il est possible de refuser d'exécuter un acte médical quand on est médecin ou sage-femme. En revanche, dans ce cas, il faut que ce soit rapidement clair, qu'un jugement de valeur n'en soit pas à l'origine et qu'on vous donne les coordonnées d'une personne susceptible de répondre favorablement à votre demande (à moins, évidemment, que votre demande ne vous mette en danger).

ANATOMIE, IST, CONTRACEPTION : QUELQUES BASES AVANT UNE CONSULTATION

Le corps, la contraception et les IST sont des sujets essentiels pour mieux se connaître, pour avoir véritablement le pouvoir sur soi et la possibilité de faire des choix plus en adéquation avec nos objectifs. Même si elles ne peuvent évidemment pas se substituer à un conseil médical, ces quelques informations peuvent vous donner une base pour arriver à une consultation avec davantage d'informations et pouvoir ainsi poser des questions et faire des choix en ayant connaissance de toutes vos options.

L'ANATOMIE

Notre corps nous accompagne tous les jours de notre vie, pourtant, il est parfois compliqué de savoir à quoi il ressemble vraiment, quel nom donner à quoi et à quoi servent les différentes parties qui le composent. Ici, pas de focus sur les genoux ou la tête, nous parlons **gynécologie**. Les deux schémas suivants devraient vous aider à mieux situer tout ce dont il est question dans ce livre.

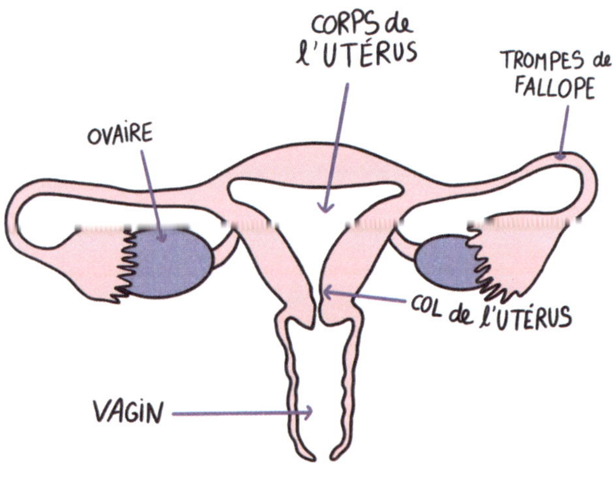

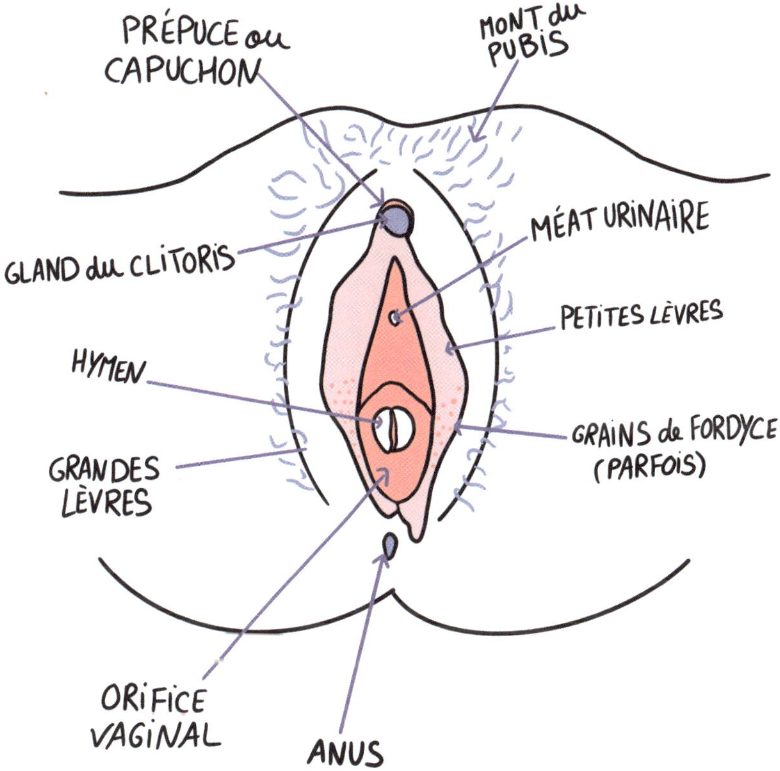
PRÉPUCE ou CAPUCHON
MONT du PUBIS
GLAND du CLITORIS
MÉAT URINAIRE
PETITES LÈVRES
HYMEN
GRAINS de FORDYCE (PARFOIS)
GRANDES LÈVRES
ORIFICE VAGINAL
ANUS

LES INFECTIONS SEXUELLEMENT TRANSMISSIBLES (IST)

INFECTIONS BACTÉRIENNES OU PARASITAIRES QUI PEUVENT ÊTRE GUÉRIES SI DIAGNOSTIQUÉES		
	TRICHOMONASE	**SYPHILIS**
SYMPTÔMES	souvent : pas de symptômes rarement : pertes vaginales inhabituelles ; démangeaisons au niveau du sexe ; sensations de brûlure au moment d'uriner ; douleurs au niveau de la vulve et/ou du périnée	souvent : pas de symptômes rarement : 10 à 90 jours après l'infection, petite plaie ou bouton sur les muqueuses ; éruption cutanée (mains, pieds, organes génitaux et poitrine) ; jusqu'à 30 ans après, peut atteindre le foie, le cœur, les yeux, etc.
COMMENT ÇA S'ATTRAPE ?	par contact lors de rapports sexuels sexe à sexe, sexe à bouche ou sexe à anus (pénétratifs ou non) ; par contact avec un objet humide infecté quelques heures avant (rare)	par contact lors de rapports sexuels sexe à sexe, sexe à bouche ou sexe à anus ; par contact avec les plaies ou éruptions cutanées ; par transmission de la personne enceinte à son enfant
COMMENT S'EN PROTÉGER ?	le préservatif interne ou externe ; la digue dentaire (carré de latex)	le préservatif interne ou externe ; la digue dentaire
DÉLAI POUR SE FAIRE DÉPISTER	1 à 2 semaines après le comportement à risque	12 semaines après le comportement à risque, puis 6 mois plus tard
COMMENT LA DIAGNOSTIQUER ET LA SOIGNER ?	prélèvement et/ou test urinaire ; se soigne au moyen d'antibiotiques	prise de sang ; se soigne au moyen d'antibiotiques
OÙ SE FAIRE DÉPISTER ?	Laboratoire privé avec ordonnance ; PASS (permanence d'accès aux soins de santé pour personnes en situation de précarité), accessible aux personnes qui n'ont pas de droits ouverts (assurance maladie, AME ou CMU) À vérifier en appelant avant celui proche de chez vous : CeGIDD (centre gratuit d'information, de dépistage et de diagnostic) ; CPEF (centre de planification et d'éducation familiale) ; PMI (protection maternelle et infantile)	

	GONORRHÉE	CHLAMYDIA
	<u>souvent</u> : pas de symptômes <u>rarement</u> : 7 jours après le risque, sensation de brûlure au moment d'uriner ; pertes vaginales inhabituelles (jaunes et/ou verdâtres) ; perte de sang en dehors des règles ; douleurs au niveau de la vulve, de l'orifice vaginal ou urinaire, ou du bas-ventre	<u>souvent</u> : pas de symptômes <u>rarement</u> : sensation de brûlure au moment d'uriner ; pertes vaginales inhabituelles (jaunes et/ou verdâtres) ; écoulement de pus par l'anus ; pigmentation des muqueuses vaginales ; rougeurs et/ou irritations au niveau de la gorge
	par contact lors de rapports sexuels sexe à sexe, sexe à bouche ou sexe à anus ; après un partage de seringue ; par transmission de la personne enceinte à son enfant	par contact lors de rapports sexuels sexe à sexe, sexe à bouche ou sexe à anus ; après un partage de jouet sexuel ; par transmission de la personne enceinte à son enfant
	le préservatif interne ou externe ; la digue dentaire	le préservatif interne ou externe ; la digue dentaire
	1 à 3 semaines après le comportement à risque	2 semaines après le comportement à risque
	prélèvement vaginal, rectal ou par la gorge (ce dernier est souvent omis par les pros, n'hésitez pas à demander) ; se soigne au moyen d'antibiotiques	prélèvement vaginal, rectal ou d'urine ; se soigne au moyen d'antibiotiques

INFECTIONS VIRALES DONC DIFFICILES OU IMPOSSIBLES À GUÉRIR		
	HERPÈS GÉNITAL	**VIH**
SYMPTÔMES	2 sortes, HSV-2 et HSV-1 : cloques/boutons transparents très douloureux sur les muqueuses de la vulve, autour de l'anus ou sur le col de l'utérus ; se manifeste par poussées	durant la 1re phase, pas de symptômes spécifiques ; dans le mois après la contamination, parfois un état grippal ; plus tard (parfois plusieurs années), si pas diagnostiqué et que le virus évolue : de la fièvre qui persiste, des sueurs nocturnes, une perte de poids, des diarrhées répétitives, des ganglions enflés, des ulcères sur les muqueuses, des infections de la peau
COMMENT ÇA S'ATTRAPE ?	par contact lors de rapports sexuels sexe à sexe, sexe à bouche ou sexe à anus ; par contact avec les muqueuses porteuses sans symptômes ; par contact avec des lésions visibles	par contact lors de rapports sexuels sexe à sexe, sexe à bouche ou sexe à anus ; après un partage de seringue ; par transmission de la personne enceinte à son enfant
COMMENT S'EN PROTÉGER ?	il est difficile de s'en protéger ; les préservatifs ne suffisent pas ; la digue dentaire (carré de latex) pour les rapports bucco-génitaux	le préservatif interne ou externe ; la digue dentaire ; la PrEP (médicament préventif qui permet de ne pas contracter le VIH)
DÉLAI POUR SE FAIRE DÉPISTER	dès l'apparition des premiers symptômes	6 semaines après le comportement à risque pour un test ELISA (test classique) ; 12 semaines pour un TROD (test rapide d'orientation diagnostique)
COMMENT LA DIAGNOSTIQUER ET LA SOIGNER ?	par examen médical ou prélèvement sur les lésions ; ne se soigne pas, mais on peut modérer ses effets avec des antiviraux	autotest (goutte de sang) ; si positif, à confirmer avec une prise de sang ; TROD, test rapide d'orientation diagnostique ; TPE (traitement post-exposition) à prendre de préférence dans les 4 heures après exposition et jusqu'à 48 heures après ; si pas de prise de TPE, on n'en guérit pas, mais on peut aujourd'hui vivre avec si le VIH est diagnostiqué et sans risque de contamination grâce à la trithérapie
OÙ SE FAIRE DÉPISTER ?	chez votre professionnel·le de santé ; PASS (permanence d'accès aux soins de santé pour personnes en situation de précarité), accessible aux personnes qui n'ont pas de droits ouverts À vérifier en appelant avant celui proche de chez vous : CPEF ; PMI	laboratoire privé sans ordonnance ; PASS (permanence d'accès aux soins de santé pour personnes en situation de précarité), accessible aux personnes qui n'ont pas de droits ouverts À vérifier en appelant avant celui proche de chez vous : CeGIDD ; CPEF ; PMI

	HPV	HÉPATITE B
	souvent : pas de symptômes rarement, et si persiste plus de 2 ans sans disparaître spontanément : lésions qui entraînent des saignements anormaux ; condylomes (petites verrues) au niveau des organes génitaux, de l'anus et de la gorge	souvent : pas de symptômes ou peu évocateurs (grande fatigue, fièvre, nausées, vomissements, perte d'appétit, et/ou douleurs musculaires et articulaires)
	par contact lors de rapports sexuels sexe à sexe, sexe à bouche ou sexe à anus ; après un partage de jouets sexuels ; beaucoup plus rarement : par transmission de la personne enceinte à son enfant	toutes pratiques qui mènent au contact de liquides biologiques (sang, sperme, liquide préséminal, sécrétion vaginale)
	le préservatif interne ou externe ; la digue dentaire	le préservatif interne ou externe ; la digue dentaire ; le vaccin
	systématique et chronique : tous les 3 ans par frottis à partir de 25 ans, pour prévenir le cancer du col de l'utérus dont certains types d'HPV sont les premiers facteurs.	6 à 8 semaines après le comportement à risque
	frottis et si cellules suspectes, colposcopie et biopsie ; pris de façon précoce, il est possible de traiter avant la transformation en cancer ; si verrues, médicaments et pommade ; si cellules cancéreuses, traitement classique des cancers	prise de sang et bilan sanguin ; peut se guérir toute seule, sans traitement ; si chronique, prise d'antiviraux pour éviter de trop abîmer le foie
	chez votre professionnel·le de la gynécologie ; PASS (permanence d'accès aux soins de santé pour personnes en situation de précarité), accessible aux personnes qui n'ont pas de droits ouverts À vérifier en appelant avant celui proche de chez vous : CPEF ; PMI	laboratoire privé avec ordonnance ; PASS (permanence d'accès aux soins de santé pour personnes en situation de précarité), accessible aux personnes qui n'ont pas de droits ouverts À vérifier en appelant avant celui proche de chez vous : CeGIDD ; CPEF ; PMI

LA CONTRACEPTION

LES BASES
QUAND RISQUE-T-ON UNE GROSSESSE ?
rapport sexuel (ici, rapport incluant des personnes de sexes opposés et avec pénétration vaginale) sans protection contraceptive (avec ou sans éjaculation) ; rapport sexuel non consenti et sans protection contraceptive ; préservatif qui craque ou glisse à l'intérieur ou en dehors du vagin durant le rapport ; oubli d'un ou plusieurs comprimés de la pilule, ou non-respect du délai maximal entre deux prises ; oubli du changement de patch contraceptif ou de la pose d'un nouveau après plus de 24 heures ; oubli du changement de l'anneau ; contraceptif qui dépasse la durée maximale préconisée pour être efficace **Attention** : aucune contraception n'étant efficace à 100 %, la grossesse est possible dès lors qu'il y a un rapport avec pénétration incluant deux personnes de sexe opposé.

LA CONTRACEPTION D'URGENCE		
	C'EST QUOI ?	**SE LA PROCURER**
PILULE DU LENDEMAIN	pilule qui bloque ou retarde l'ovulation ou diminue les risques de nidation (implantation de l'œuf dans l'utérus)	en pharmacie, sans ordonnance (entre 3 € et 7 € ; gratuit pour les personnes mineures) ; en infirmerie scolaire, CPEF, CeDIGG
DIU EN CUIVRE	dispositif intra-utérin parfois appelé « stérilet », en forme de petit T de 3 cm environ ; le cuivre empêche la fécondation par effet toxique sur les spermatozoïdes et les ovocytes ; le DIU provoque une inflammation de la muqueuse et gêne la nidation	après examen gynécologique pour écarter les contre-indications (pas besoin d'avoir déjà eu une grossesse)

LA CONTRACEPTION DÉFINITIVE		
	C'EST QUOI ?	**Y AVOIR ACCÈS**
LIGATURE DES TROMPES	intervention qui vise à empêcher l'ovocyte de passer de l'ovaire à la trompe de Fallope ; section puis ligature de la trompe de Fallope, ou clip posé sur la trompe de Fallope, ou électrocoagulation	accessible à toute personne majeure ; étape 1 : prendre RDV avec un ou une spécialiste et formuler votre demande et ses raisons ; étape 2 : délai de réflexion de 4 mois ; étape 3 : intervention
VASECTOMIE	intervention qui vise à empêcher les spermatozoïdes de passer des testicules à l'urètre ; section ou bouchage du canal déférent	trouver le ou la spécialiste qui pratique la vasectomie ; étape 1 : prendre RDV avec un ou une spécialiste et formuler votre demande et ses raisons ; étape 2 : délai de réflexion de 4 mois ; étape 3 : intervention

* Efficacité qui prend en considération les erreurs d'utilisation. Cette efficacité est calculée sur la vie de tous les jours et l'utilisation qui est faite des contraceptifs. Elle est souvent plus basse que l'efficacité théorique.

	QUAND DEMANDER UNE CONTRACEPTION ?	OÙ ET À QUI DEMANDER ?
	n'importe quand, dès lors que vous le désirez et que vous avez eu vos premières règles	CPEF ou planning familial, CeGIDD, Centres de PMI, PASS, accessible aux personnes qui n'ont pas de droits ouverts, médecin généraliste, gynécologue, sage-femme

	UTILISATION	EFFICACITÉ PRATIQUE*
	à prendre dans les 12 heures après le rapport à risque ou au plus tard dans les 3 à 5 jours, selon la pilule prise	50 à 80 % selon le moment où elle est prise (plus elle est prise tôt après le rapport, plus elle est efficace)
	posé, il est efficace immédiatement ; rien à faire à part un suivi régulier pour s'assurer que tout va bien ; à changer tous les 4 à 10 ans selon le DIU posé ; peut s'enlever à n'importe quel moment	si bien en place, efficace à 99 %

	EFFICACITÉ PRATIQUE*	AVANTAGES	INCONVÉNIENTS
	99,5 %	une fois l'intervention réalisée, plus de charge contraceptive ; contraception définitive ; sans effets secondaires sur le moyen ou long terme ; extrêmement fiable	nécessite une chirurgie ; dans de très rares cas, peut provoquer une grossesse extra-utérine ; après l'opération, possibles douleurs dans le bas-ventre ; ne protège pas des IST
	après 20 à 30 éjaculations, efficace à 99,5 %	contraception définitive ; sans effets secondaires ; extrêmement fiable ; à l'issue du spermogramme qui confirme l'absence de spermatozoïde, plus aucune charge mentale concernant la contraception	dans de très rares cas, le canal déférent se ressoude spontanément ; ne protège pas des IST

LA CONTRACEPTION HORMONALE			
	C'EST QUOI ?	**Y AVOIR ACCÈS**	**UTILISATION**
PILULE	petite pilule combinée (ou oestroprogestative) ou microprogestative : pilule combinée : bloque l'ovulation et modifie l'endomètre ; pilule microprogestative : si elle contient du lévonorgestrel, épaissit les glaires cervicales ; si elle contient du désogestrel, épaissit les glaires et bloque l'ovulation (ici, les règles disparaissent)	demander à un ou une spécialiste de la gynécologie ; entretien oral pour s'assurer que cette méthode vous correspond ; test sanguin et bilan biologique à passer dans les 3 à 6 mois	varie selon la pilule choisie (se référer à la notice)
IMPLANT	petit bâtonnet inséré sous la peau du bras ; mesure 4 cm de long et 2 mm de diamètre ; contient du progestatif qui bloque l'ovulation	demander à un ou une spécialiste de la gynécologie ; entretien oral pour s'assurer que cette méthode vous correspond ; petite anesthésie locale, puis placement de l'implant sous la peau avec un pistolet d'injection à usage unique	efficace, sans rien faire de plus, pendant en moyenne 3 ans pour les personnes de moins de 80 kg ; efficacité un peu moins longue pour les personnes de plus de 80 kg ; visite au bout de 3 mois pour s'assurer que tout va bien
SIU (SYSTÈME INTRA-UTÉRIN)	appelé aussi « stérilet hormonal » ; forme similaire au DIU ; contient une petite réserve de progestatif qui permet d'épaissir la glaire cervicale, de modifier l'endomètre et de rendre moins mobiles les spermatozoïdes ; les spermatozoïdes ne peuvent pas passer à travers le col de l'utérus et la nidation ne peut pas se faire	examen médical chez un ou une spécialiste de la gynécologie pour s'assurer qu'il n'y a pas de contre-indication ; sur prescription ; SIU à se procurer en pharmacie ; pose du SIU	une fois le SIU posé, rien à faire à part un suivi régulier pour s'assurer que tout va bien ; efficace 7 jours après la pause et en moyenne pendant 5 ans ; peut se retirer à tout moment

* Efficacité qui prend en considération les erreurs d'utilisation. Cette efficacité est calculée sur la vie de tous les jours et l'utilisation qui est faite des contraceptifs. Elle est souvent plus basse que l'efficacité théorique.

	EFFICACITÉ PRATIQUE*	AVANTAGES	INCONVÉNIENTS
	92 % (varie selon la pilule)	très efficace ; facile à prendre et à se procurer ; réduit le flux des règles et permet de les régulariser (même s'il ne s'agit pas véritablement de règles, mais d'hémorragie de privation) ; permet dans certains cas de réduire le syndrome prémenstruel (SPM), l'acné et/ou les douleurs de règles ; réduit les risques de cancer du côlon, de l'endomètre et de l'ovaire	attention aux pilules oestroprogestatives de 3e et 4e générations, associées à un risque accru d'AVC et de phlébites ; nombreux effets secondaires possibles (prise de poids, maux de tête, augmentation de la pilosité, baisse de libido, etc.) ; effets secondaires graves recensés, notamment avec les pilules combinées ; la pilule combinée ne convient pas aux personnes fumeuses, souffrant ou ayant souffert de diabète, d'hypertension artérielle, de maladies cardiovasculaires ; ne protège pas des IST
	99,9 %	moyen de contraception longue durée (maximum 3 ans) ; pas de charge contraceptive au quotidien ; convient aux personnes ne tolérant pas les œstrogènes ; peut réduire, voire supprimer les règles ; si vomissements, pas de soucis d'efficacité puisque les hormones passent par la peau	risque d'effets secondaires indésirables (maux de tête, acné, saignements légers type spotting, prise de poids, etc.) ; rare risque de migration de l'implant et donc de la perte de ce dernier, voire de la migration vers une artère pulmonaire ou ses branches ; ne protège pas des IST
	99,8 % s'il est bien en place	convient aux personnes qui ne supportent pas les oestrogènes ; efficace sur le long terme ; pas de charge contraceptive au quotidien ; baisse du flux, voire absence de règles dans certains cas ; très confortable ; peut être retiré à tout moment ; diminue les douleurs liées aux règles ; convient aux personnes n'ayant jamais eu d'enfants	peut provoquer des effets indésirables (saignements légers type spottings, maux de tête, baisse de libido, nausée, acné, sensibilité mammaire, saute d'humeur, douleurs au bas ventre et/ou au dos, etc.) ; risque d'expulsion partielle ou totale ; dans de rares cas, risque de perforation utérine ; ne protège pas des IST

PATCH	mesure 5 cm sur 5 et se colle sur la peau ; délivre des hormones oestro-progestatives qui épaississent la glaire cervicale, amincissent l'endomètre et bloquent l'ovulation	demander à un ou une spécialiste de la gynécologie ; entretien oral pour s'assurer que cette méthode vous correspond ; prescription pour 1 mois ; patchs à se procurer en pharmacie	placer sur la peau (bras, fesses, dos, cuisses) ; ne pas le coller sur la poitrine ; ne pas le décoller même en partie, le maquiller ou l'exposer au soleil ; à renouveler tous les 7 jours pendant 3 semaines ; le retirer la 4e semaine	
ANNEAU VAGINAL	anneau souple de 54 mm de diamètre ; contient un combiné d'hormones oestroprogestatives ; placé dans le vagin ; bloque l'ovulation, épaissit la glaire cervicale, modifie l'endomètre	demander à un ou une spécialiste de la gynécologie ; entretien oral pour s'assurer que cette méthode vous correspond ; sur prescription ; à se procurer en pharmacie	à placer soi-même dans son vagin en pliant l'anneau en forme de 8 ; à laisser 3 semaines, puis retirer la 4e semaine pour avoir ses règles, puis en mettre un nouveau	
INJECTION	injection trimestrielle dans le bras ou la fesse d'une hormone progestative par voie intramusculaire ; épaissit la glaire cervicale, amincit l'endomètre et bloque l'ovulation	demander à un ou une spécialiste de la gynécologie ; entretien oral pour s'assurer que cette méthode vous correspond ; prescription puis injection	injection réalisée tous les 3 mois par un ou une professionnelle de santé	

	91 %	contraception sur du moyen terme (base hebdomadaire) ; si vomissements, pas de soucis d'efficacité puisque les hormones passent par la peau ; peut atténuer les règles, l'acné, le syndrome prémenstruel, les risques de cancer du côlon, de l'endomètre et des ovaires ; peut être arrêté facilement ; moins de risques d'oubli par rapport à la pilule	visible sur la peau ; peut provoquer certains effets indésirables (maux de tête, nausées, spottings et/ou sautes d'humeurs) ; augmente les risques de thrombose veineuse, de cancer du sein et du col de l'utérus ; ne convient pas aux personnes fumeuses, souffrant ou ayant souffert de diabète, d'hypertension artérielle, de maladies cardiovasculaires ou en cas de cancer du sein, de l'ovaire ou de l'endomètre ; ne protège pas des IST
	93 %	efficace sans aucune interaction pendant 3 semaines ; si vomissements, pas de soucis d'efficacité puisque les hormones passent par la peau ; peut régulariser les règles et les rend souvent moins abondantes et/ou douloureuses	peut sortir du vagin sans qu'on s'en aperçoive ; certaines personnes le sentent ; peut provoquer certains effets indésirables (maux de tête, nausées, spottings et/ou sautes d'humeurs) ; augmente les risques de thrombose veineuse ; ne convient pas aux personnes fumeuses, souffrant ou ayant souffert de diabète, d'hypertension artérielle, de maladies cardiovasculaires ou en cas de cancer du sein, de l'ovaire ou de l'endomètre ; ne protège pas des IST
	94 %	efficace pendant 3 mois ; diminution de la charge contraceptive ; pas de risque d'oubli ; diminution de la douleur et du flux des règles ; convient aux personnes qui ne peuvent pas prendre de contraceptifs combinés	risques de thrombose veineuse, diminution de la densité minérale osseuse et de prise de poids ; irrégularité des règles ; peut provoquer certains effets indésirables (maux de tête, nausées, spottings et/ou sautes d'humeurs) ; temps d'attente pour retrouver de la fertilité : jusqu'à 9 mois après la dernière injection ; ne protège pas des IST

LA CONTRACEPTION MÉCANIQUE			
	C'EST QUOI ?	**Y AVOIR ACCÈS**	**UTILISATION**
PRÉSERVATIF INTERNE	gaine souple et extensible qui se place à l'intérieur du vagin avant un rapport sexuel ; chaque extrémité a un anneau (obstrué) pour maintenir le préservatif en place	disponible sans ordonnance en pharmacie, dans les CPEF ou sur Internet	à insérer avant le rapport sexuel ; à ouvrir sans l'aide d'objet coupant ; saisir l'anneau interne le plus petit et l'insérer dans le vagin sans contorsionner la gaine ; s'assurer que le pénis est dedans et pas à côté durant la pénétration
PRÉSERVATIF EXTERNE	gaine souple, lubrifiée et extensible qui s'enfile sur le pénis ou sur un objet	disponible sans ordonnance ; en pharmacie, en grande surface, dans des associations de prévention contre les IST, dans des plannings familiaux, parfois, dans les infirmeries scolaires	s'enfile sur un pénis en érection avant la pénétration ; à ouvrir sans l'aide d'objet coupant (y compris les dents) ; pincer le bout du préservatif (le réservoir) pour y chasser l'air, puis dérouler le préservatif le long du pénis ; s'assurer que le réservoir dépasse un peu et est bien souple
DIU CUIVRE	Voir contraception d'urgence page 50.		
DIAPHRAGME	petite coupelle sans hormones, en silicone ou latex, avec un anneau de maintien qui recouvre le col de l'utérus ; effet d'une barrière entre le vagin et le col de l'utérus, empêche le passage des spermatozoïdes	ordonnance délivrée par une personne du corps médical ; à se procurer en pharmacie ou dans les CPEF	à placer dans les 2 heures précédant un rapport sexuel à risque de grossesse ; avant chaque utilisation, il est recommandé d'appliquer du gel spermicide (disponible en pharmacie) dans la coupelle et sur les bords ; garder le diaphragme pendant minimum 8 heures et maximum 24 heures après le rapport ; se lave et se range dans son étui
MÉTHODE THERMIQUE	sous-vêtement adapté ou anneau en silicone qui remonte les testicules près du corps ; production de spermatozoïdes temporairement freinée grâce à la chaleur générée	très peu répandu et assez méconnu ; se rapprocher d'associations dédiées à la contraception thermique ; s'adresser aux créateurs et créatrices	sous-vêtement à porter en moyenne 15 heures par jour, tous les jours ; placer le pénis et le scrotum dans un trou et faire remonter les testicules vers l'arrière, dans la poche supérieure, au niveau du pubis ; vérifier à l'aide d'un spermogramme son efficacité au moins 1 mois après le début de l'utilisation

* Efficacité qui prend en considération les erreurs d'utilisation. Cette efficacité est calculée sur la vie de tous les jours et l'utilisation qui est faite des contraceptifs. Elle est souvent plus basse que l'efficacité théorique.

EFFICACITÉ PRATIQUE*	AVANTAGES	INCONVÉNIENTS
79 %	protège des grossesses et de la grande majorité des IST ; pas besoin de prescription médicale ; très résistant (plus que le préservatif externe) ; sensation de gêne moins importante que celle que peut procurer le préservatif externe à certaines personnes	moins facile à trouver que le préservatif externe ; plus cher que le préservatif externe
85 %	aucun effet secondaire ; facile à obtenir ; protège également de la grande majorité des IST ; peut être un accessoire sexuel puisqu'il en existe avec des nervures, aspérités, etc. ; existe pour toutes les tailles de pénis	peut craquer si mal utilisé (réservoir rempli d'air et pas flexible, pas assez lubrifié) ; certaines personnes se plaignent de l'altération des sensations ; se retirer du vagin immédiatement après éjaculation
84 % si utilisé avec des spermicides	contraception sans hormones et donc sans les effets secondaires qui y sont associés ; ne se sent pas ; utilisable pendant 2 ans si bien entretenu et lavé correctement	nécessite d'être à l'aise avec son corps et avec l'insertion dans le vagin ; a une efficacité relative et nécessite d'être bien utilisé ; peut paraître compliqué d'utilisation ; ne protège pas des IST
pas de chiffres disponibles ; selon l'OMS, les méthodes thermiques sont considérées comme efficaces	sans effets secondaires ; réutilisable indéfiniment ; très efficace ; réversible ; accessible sans ordonnance ; on s'y habitue facilement ; non visible sous les vêtements	difficilement accessible ; à utiliser quotidiennement plusieurs heures par jour ; pas recommandé en cas d'antécédents d'anomalie de la descente des testicules, d'hernie inguinale ou de cancer des testicules ; pas efficace contre les IST

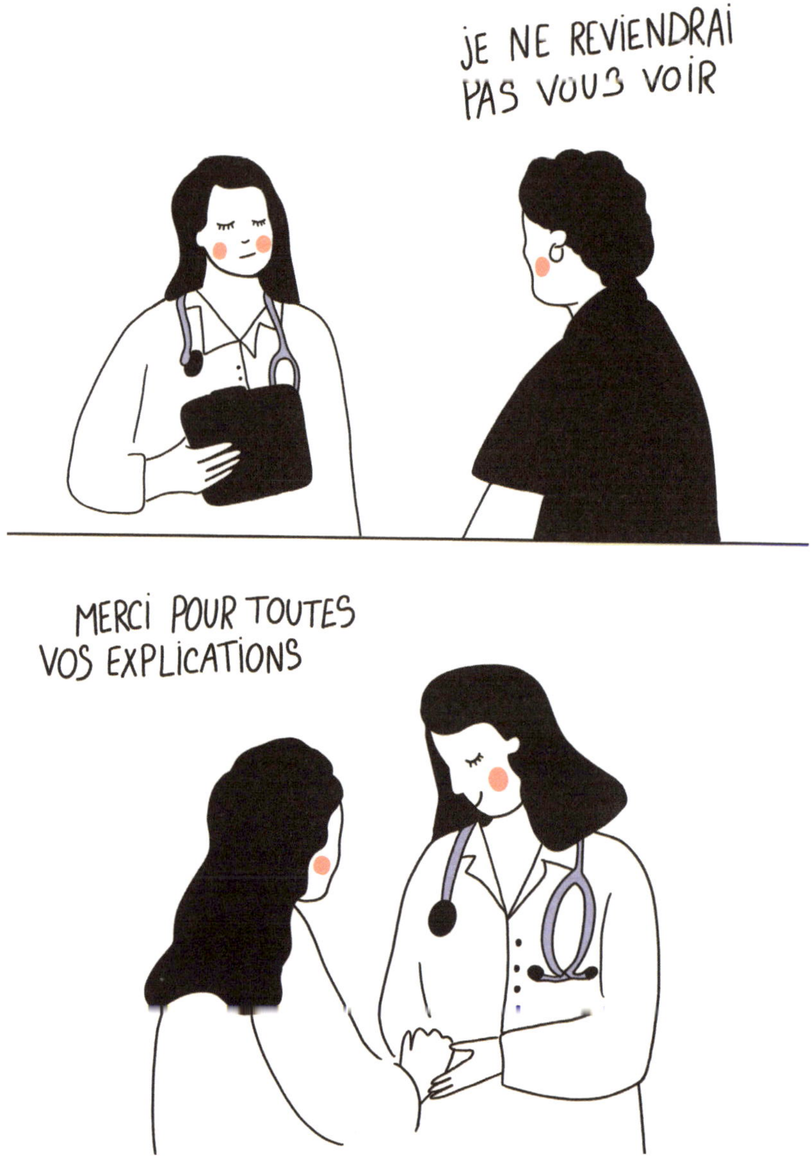
JE NE REVIENDRAI PAS VOUS VOIR
MERCI POUR TOUTES VOS EXPLICATIONS

LES RENDEZ-VOUS GYNÉCOLOGIQUES : DES RÉALITÉS CONTRASTÉES

Dans ce chapitre, on essaiera de donner une vision claire de ce que peut être une consultation gynécologique, au travers de différents témoignages. Chaque cas de figure est introduit par un témoignage plus ou moins difficile et plus ou moins négatif concernant l'aspect dont il est question dans la sous-partie concernée. Le témoignage est ensuite analysé pour essayer de comprendre ce qui aurait pu mieux se passer, et un témoignage positif vient contrebalancer en fin de sous-partie.

NUDITÉ COMPLÈTE : UNE NÉCESSITÉ ?

TÉMOIGNAGE

*« **La première fois que je suis allée chez le gynécologue**, j'avais 16 ans. À l'époque, je sortais avec mon copain depuis un moment et nous projetions d'avoir des rapports sexuels non protégés. Après de longues discussions avec mes amies, je décidai de prendre rendez-vous pour demander un moyen de contraception. À cet âge-là, **j'étais assez pudique** et la seule chose qui m'obsédait à l'idée de cette consultation, c'était de savoir si oui ou non je devrai me mettre intégralement nue devant une adulte.*

*Certaines de mes amies avaient déjà vu des gynécologues et certaines aussi d'entre elles avaient dû se mettre complètement nues. Le jour J arrive et je suis extrêmement angoissée. Quand j'entre dans le cabinet, **la gynécologue est froide** et me demande pourquoi je suis là. **J'ai honte de dire que je projette d'avoir des rapports sexuels**, je ne le dis pas d'ailleurs, je parle simplement de mon copain en espérant qu'elle comprenne. Finalement, le moment tant redouté arrive, **elle me demande** d'aller derrière le paravent et **de me déshabiller**. J'ai envie de pleurer. Je n'ose pas bouger et elle ne me regarde pas. **Je lui demande si je dois tout enlever et elle me répond que oui.***

***Je n'ose rien dire, je suis liquéfiée.** Je passe derrière le paravent et m'exécute. Je ne sais même pas pourquoi je dois me mettre nue. Quand elle arrive, elle me demande de m'asseoir dans le fauteuil avec les étriers, je m'assois. Elle me demande plusieurs fois de descendre les fesses, m'empêchant de plus en plus de masquer mon intimité. **Je suis sur le dos, entièrement nue, jambes en l'air et écartées devant une adulte que je ne connais pas**. Je me suis sentie humiliée, sale et terriblement honteuse. Après ça, je n'ai pas réussi à retourner chez le gynécologue pendant plusieurs années. »*

QU'EST-CE QUI CLOCHE ICI ?

- L'absence d'explication sur ce qui attend la patiente ;
- L'absence de demande de consentement libre et éclairé ;
- La non-prise en compte de la gêne apparente de la patiente ;
- La demande de nudité intégrale ;
- L'examen clinique à un premier rendez-vous et sans raison apparente.

QU'AURAIT-IL ÉTÉ POSSIBLE DE FAIRE CÔTÉ SPÉCIALISTE DE LA GYNÉCOLOGIE ?

- Rassurer la patiente puisqu'il s'agissait de sa première consultation ;
- Puisqu'il s'agissait d'un premier rendez-vous, ne pas effectuer d'examen clinique et/ou proposer un deuxième rendez-vous en cas de nécessité ;
- Demander si la patiente est d'accord pour se déshabiller ;
- Lui expliquer pourquoi on lui demande de se déshabiller et ce qui l'attend ;
- Lui proposer d'enlever d'abord le bas, puis le haut, si un examen clinique est vraiment nécessaire et que la patiente et d'accord pour qu'il ait lieu.

CÔTÉ PATIENTE…

Ici, la personne fait état de sa **sidération**. D'abord, rien ne sert de culpabiliser si vous avez subi une maltraitance et que vous n'avez rien dit ou fait. La sidération est une réaction normale du corps en cas de sentiment de danger. Et l'existence du biais d'autorité qui nous fait naturellement considérer que les médecins ont forcément raison en ce qui concerne notre corps n'arrange rien. Cependant, voici quelques points afin que vous connaissiez vos droits. Cela est valable dans cette situation et dans beaucoup d'autres.

- Il est possible de refuser un examen clinique en le formulant oralement. On ne peut pas vous y forcer, mais on peut vous expliquer pour quelle raison c'est important de le faire. Pour parvenir à formuler votre refus à haute voix, vous pouvez vous préparer à cette éventualité avant la consultation et vous pouvez aussi l'exprimer avant même qu'il ne vous soit demandé de vous déshabiller.

Vous pouvez par exemple dire : « Le caractère intime du rendez-vous me préoccupe, je préfère ne pas faire d'examen clinique cette fois-ci. », « Je préfère vous avertir, la nudité me dérange. », « Je ne préfère pas faire d'examen clinique cette fois, est-ce qu'il est impératif de le faire régulièrement ? » ;

- Il est possible de demander à garder une partie de vos vetements, en disant par exemple : « Je préfère enlever d'abord le haut, puis le bas, ou l'inverse pour ne pas me retrouver sans vêtements. » ;

- Il est possible de quitter un rendez-vous si vous ne vous sentez pas en sécurité ou qu'on ne vous écoute pas. Vous pouvez expliquer cela par une phrase : « Ce rendez-vous prend une tournure qui me dérange, il faut que je parte. » ;

- Mais vous pouvez aussi partir sans rien dire si la situation ou votre condition mentale ne le permet pas. Un rendez-vous médical ne doit pas vous mettre en danger, vous avez parfaitement le droit de vous protéger en partant. Par ailleurs, sachez que s'il n'y a pas eu d'examen ni de prescription, il n'y a pas non plus d'honoraires à régler.

NOTION-CLÉ LE BIAIS D'AUTORITÉ

Le biais d'autorité est un biais cognitif qui consiste à surévaluer la parole d'une personne que l'on perçoit comme ayant une autorité sur un domaine donné. Ce biais mène à faire naturellement confiance à la personne qui en bénéficie, mais aussi à faire taire son propre sens critique, à ne pas oser remettre en question ou simplement interroger la personne à qui l'on attribue cette autorité. Les médecins bénéficient de ce biais cognitif et les patients et patientes en subissent parfois les conséquences. Ici, le biais d'autorité a poussé la patiente à ne pas contredire ou questionner la gynécologue sur l'intérêt de la nudité complète.

Qu'il s'agisse des parents, des tuteurs ou tutrices, des spécialistes, des scientifiques, des professeurs, etc., nous sommes toutes et tous victimes de ce biais un jour dans nos vies et il ne dit absolument rien de nous. En revanche, il existe des moyens de s'en défaire. D'abord, en sachant que le biais d'autorité existe et ce qu'il peut provoquer. Ensuite, en demandant un contre-avis à une personne aussi qualifiée que la première et enfin, en s'exerçant à faire fonctionner son sens critique, quelle que soit la situation. Attention cependant, il ne s'agit pas de ne plus croire en rien ni en personne, mais d'oser questionner lorsqu'une situation nous semble injuste ou nous est désagréable, voire insupportable.

Dans le rapport « Les actes sexistes durant le suivi gynécologique et obstétrical » (voir page 5), la « non-prise en compte de la gêne de la patiente liée au caractère intime de la consultation » est spécifiquement dénoncée. Il s'agit d'une forme de maltraitance gynécologique. On le sait, le contexte de nudité peut générer chez de nombreuses personnes un sentiment de gêne, voire de honte.

Durant un rendez-vous gynécologique classique, il n'y a rien qui oblige à se dévêtir totalement. En effet, il est tout à fait possible d'enlever d'abord le bas, sur lequel mettre un carré de papier limitant le sentiment de nudité, puis le haut pour, par exemple, les palpations mammaires.

Cette nudité complète est en fait simplement une (mauvaise) habitude prise par des spécialistes, qui y voient un gain de temps. Par ailleurs, cette pratique a aussi été intégrée et intériorisée par les personnes qui consultent. Pourtant, pour examiner notre respiration, nos médecins généralistes ne nous demandent pas de nous mettre torse nu, et nous trouverions cette requête étrange. De la même façon, lors d'une consultation gynécologique, des alternatives à la nudité complète sont la plupart du temps possibles. Lors de ces rendez-vous, le gain de temps, le rapport « technique » aux corps ainsi que les habitudes sont privilégiées, au détriment de la qualité du rendez-vous, de la prise en compte du caractère intime de l'acte ainsi que du bien-être des personnes concernées.

Dans ce témoignage, la patiente ne souhaitait pas se mettre nue. Si la gynécologue avait essayé d'analyser son langage verbal et non verbal – lorsque la patiente a demandé à nouveau si elle devait se déshabiller entièrement, par exemple –, le rendez-vous se serait peut-être passé différemment.

Heureusement, il existe bon nombre de praticiens et praticiennes qui s'attardent aussi bien sur la santé physique que psychique des personnes qui viennent les voir.

> %
>
> Selon un sondage mené par l'Ifop en janvier 2022, 60 % des femmes ont déjà renoncé à des soins gynécologiques au cours de leur vie. 1 femme sur 3 n'a pas eu de rendez-vous gynécologique depuis plus de 2 ans. 20 % de ces femmes ressentent un malaise avec leur propre corps.

ENQUÊTE

ENQUÊTE « ACTES SEXISTES, MALTRAITANCES ET VIOLENCES GYNÉCOLOGIQUES »

Parmi les personnes qui ont consulté des gynécologues, à la question « Est-ce que des gynécologues vous ont déjà demandé de vous déshabiller entièrement sans vous demander si vous étiez d'accord ? » :

52,3 % RÉPONDENT "OUI"

42,7 % RÉPONDENT "NON"

5 % RÉPONDENT "NE SAIT PAS"

Parmi les personnes qui ont consulté des sages-femmes, à la question « Est-ce que des sages-femmes vous ont déjà demandé de vous déshabiller entièrement sans vous demander si vous étiez d'accord ? » :

92,6 % RÉPONDENT "NON"

4 % RÉPONDENT "OUI"

3,4 % RÉPONDENT "NE SAIT PAS"

CE QUE DIT LA LOI

Article R4127-2 du Code de la santé publique :

« Le médecin, au service de l'individu et de la santé publique, exerce sa mission dans le respect de la vie humaine, de la personne et de sa dignité. Le respect dû à la personne ne cesse pas de s'imposer après la mort. »

Article R4127-36 du Code de la santé publique :

« Le consentement de la personne examinée ou soignée doit être recherché dans tous les cas. Lorsque le malade, en état d'exprimer sa volonté, refuse les investigations ou le traitement proposés, le médecin doit respecter ce refus après avoir informé le malade de ses conséquences. Si le malade est hors d'état d'exprimer sa volonté, le médecin ne peut intervenir sans que la personne de confiance, à défaut, la famille ou un de ses proches ait été prévenu et informé, sauf urgence ou impossibilité. »

Article L1110-2 du Code de la santé publique :

« La personne malade a droit au respect de sa dignité. »

TÉMOIGNAGE

« Alors que je me rends pour la première fois chez une sage-femme après avoir vu la même gynéco durant plusieurs années, cette dernière m'explique d'abord en détail comment notre rendez-vous va se passer. Au moment de l'examen gynécologique, ***avec une véritable douceur et bienveillance****, elle me demande si je suis d'accord pour enlever mon bas pour qu'elle puisse procéder à un examen clinique. Je suis un peu abasourdie parce que c'est la première fois qu'on me demande si je suis d'accord. Je lui dis oui, mais sans doute parce que je suis un peu abasourdie, elle doit penser que je suis mal à l'aise et* ***elle me propose*** *alors de placer* ***un morceau de papier*** *au-dessus de mon entrejambe pour* ***diminuer la sensation de nudité.*** *C'était la première fois que je me sentais si considérée durant un examen gynécologique. »*

ORIENTATION SEXUELLE OU ROMANTIQUE, UN PROBLÈME ?

TÉMOIGNAGE

« Après un rendez-vous durant lequel est soupçonné un syndrome d'ovaire polykystique, je me rends chez un nouveau gynécologue. Je lui explique ce pour quoi je suis là et lui dis que je souhaite également échanger autour de potentielles IST.

Très rapidement, je lui dis que je suis lesbienne. ***À la suite de cette "annonce", ce médecin refuse de me prescrire une échographie concernant le syndrome d'ovaire polykystique, car "pas de risque de grossesse", mais refuse également les échanges autour des IST qui, selon lui, ne se transmettent pas chez les lesbiennes. »***

QU'EST-CE QUI CLOCHE ICI ?

- Le refus de diagnostic ;
- La discrimination liée à l'orientation sexuelle et/ou romantique de la patiente ;
- La désinformation quant aux véritables risques de contamination aux IST.

QU'AURAIT-IL ÉTÉ POSSIBLE DE FAIRE CÔTÉ SPÉCIALISTE DE LA GYNÉCOLOGIE ?

- Répondre à la nécessité d'investigation et de soin indépendamment de l'orientation sexuelle et/ou romantique de la patiente ;
- Informer correctement la patiente sur les risques d'IST et répondre à ses interrogations sur le sujet ;
- Dans le cas d'un manque de connaissance sur les sexualités dites « lesbiennes », ne pas désinformer et proposer d'orienter vers des personnes compétentes ;
- Communiquer de façon transparente et adaptée avec la patiente.

CÔTÉ PATIENTE…

> **Les discriminations que peuvent subir les personnes qui ne sont pas hétérosexuelles sont nombreuses. Vous n'êtes jamais responsable des discriminations subies et bien qu'elles puissent être traumatisantes, votre santé prévaut. Essayez de trouver la bonne personne pour vous (voir page 22).**

Une information qui n'est pas loyale, claire et appropriée concernant votre état, mais aussi la discrimination, tombent toutes deux sous le coup de la loi, il est donc possible de porter plainte (voir page 71).

Vous pouvez changer de spécialiste n'importe quand durant votre vie et il n'y a pas besoin de donner une explication. Cependant, sachez qu'un dossier médical vous concernant a été créé et mis à jour au fil de vos consultations. N'hésitez pas à demander à la personne initialement en charge de votre dossier ou à la personne responsable de l'établissement de le mettre à votre disposition ou d'en faire une copie pour la nouvelle personne que vous allez consulter. Le nouvel établissement dans lequel vous consultez peut aussi se charger de cette démarche.

Parfois, les spécialistes de santé acceptent les demandes orales ou par mail, mais il est possible et recommandé de formuler cette requête par courrier.

Exemple de courrier :

« Nom de la personne anciennement en charge de votre suivi gynécologique,

En ce qui concerne le suivi médical effectué** (préciser ce dont il s'agit : consultation, suivi gynécologique ou autre)**, conformément à l'article L1111-7 du Code de la santé publique

1 - Si vous souhaitez vous-même consulter le dossier ou en avoir une copie :

Je souhaiterais que vous me transmettiez une copie de mon dossier médical/que vous mettiez mon dossier médical à ma disposition.

2 - Si vous souhaitez que ce soit fait par l'intermédiaire de la personne qui prendra le relais concernant votre suivi gynécologique :

Merci de permettre l'accès à mon dossier médical/de transmettre une copie de mon dossier

médical à (donner le nom de la personne qui effectuera votre suivi ainsi que ses coordonnées).

Dans l'attente d'un retour de votre part, veuillez agréer l'expression de mes sentiments distingués,

Signature »

Dans ce témoignage, le médecin fait preuve de lesbophobie, mais réduit aussi sa patiente à sa potentielle maternité. D'abord, le syndrome des ovaires polykystiques, maladie hormonale fréquente, peut entraîner différents troubles chez les personnes qui en sont atteintes. L'un de ces troubles touche la fertilité, mais il y en a malheureusement pléthore d'autres potentiels. Aussi, et peu importe la maladie soupçonnée, la patiente, au-delà de son désir de maternité ou non et de ses orientations sexuelles et/ou romantiques, a parfaitement le droit de se faire diagnostiquer.

Le **syndrome des ovaires polykystiques (SOPK)** est un trouble hormonal fréquent. Les recherches estiment que 1 femme sur 10 en est atteinte. Le syndrome des ovaires polykystiques peut entraîner des troubles de la fertilité, de la pilosité (on parle d'« hirsutisme »), des cycles irréguliers, de l'acné, la chute des cheveux, une accumulation de graisse sous-cutanée et des complications métaboliques comme le diabète.

Il existe actuellement des recherches afin de développer un traitement et de mieux comprendre les origines de cette maladie. Le SOPK tient son nom des premières observations qui en ont été faites dans les années 1930 et pour lesquelles on pensait voir une multitude de kystes au niveau des ovaires. Il s'agit en réalité de follicules qui n'ont pas achevé leur développement. Pour diagnostiquer cette maladie, la personne en charge de votre suivi pourra vous prescrire une échographie pelvienne (au niveau du bas-ventre) et un bilan biologique.

Par ailleurs, bonne nouvelle pour les personnes lesbiennes désireuses de porter un bébé, la loi sur la bioéthique permettant aux femmes cisgenres d'avoir recours à la PMA est entrée en vigueur le 29 juin 2021. *Lesbianisme* ne veut donc certainement pas dire *absence de grossesse*. Les idées reçues sur l'homosexualité ont la peau dure et sont le résultat d'une homophobie systémique, c'est-à-dire ancrée dans la société, à laquelle les personnels de santé n'échappent malheureusement pas toujours.

Des propos porteurs de jugements sur la sexualité ou sur les orientations romantiques, ou de façon générale, qui renvoient à des stéréotypes sexistes, ne sont pas « normaux ». Quoi que notre vision de la médecine et plus précisément de la gynécologie pourrait laisser penser, **un rendez-vous médical ne doit jamais être un calvaire ou un poids moral pour la personne qui consulte**.

NOTION-CLÉ LA LESBOPHOBIE

C'est un terme qui désigne les comportements ou propos qui relèvent du mépris, de la haine ou du rejet des personnes lesbiennes. La lesbophobie est donc une forme d'homophobie propre aux lesbiennes. C'est en somme une combinaison d'homophobie et de sexisme.

Comme l'homophobie, les propos ou comportements lesbophobes n'ont pas besoin de s'adresser à une personne lesbienne pour être considérés comme tels. Les conséquences de la lesbophobie sont multiples mais, parmi elles, celle qui nous intéresse ici est la méconnaissance des réalités lesbiennes, embuées par tous les stéréotypes qui y sont liés.

De nombreuses associations de préventions dénoncent ces mythes liés aux orientations sexuelles et aux stéréotypes de genre, qui contribuent à mettre en danger les personnes concernées, comme cette idée reçue selon laquelle deux femmes cisgenres n'auraient pas de vraie sexualité et donc pas d'IST.

Sur l'invisibilité lesbienne, Anne Revillard, dans la revue *Mauss* 2002/1 n° 19, dit qu'elle « traduit dans une large mesure un impensé social : dans un contexte de domination masculine, une jouissance indépendante du principe masculin est socialement impensable ».

Heureusement, grâce au travail de nombreuses associations et médias et à la mise en lumière de formes de sexualité qui ne sont pas nécessairement hétérosexuelles, petit à petit, les idées reçues sur l'homosexualité s'estompent et grand nombre de spécialistes de la gynécologie sont parfaitement à même de prendre en charge des personnes homosexuelles.

%

Selon l'*Enquête sur les personnes lesbiennes, gays, bisexuelles et transgenres dans l'Union européenne,* menée par l'Agence européenne pour les droits fondamentaux, 38 % des femmes lesbiennes et bisexuelles ont déclaré avoir rencontré des problèmes d'accès aux soins en raison de leur orientation sexuelle (chiffres pour la France uniquement).

Selon une enquête menée par SOS Homophobie en 2013 auprès de femmes ayant des rapports sexuels avec d'autres femmes, afin de savoir si elles avaient été confrontées à de la lesbophobie au cours des deux dernières années, 39 % des cas de lesbophobie rapportés sont le fait de gynécologues.

ENQUÊTE

ENQUÊTE « ACTES SEXISTES, MALTRAITANCES ET VIOLENCES GYNÉCOLOGIQUES »

Parmi les personnes qui ont consulté des gynécologues, à la question « Est-ce que des gynécologues ont déjà émis un jugement, avis ou commentaire sur votre vie sexuelle ou votre orientation sexuelle ou romantique ? » :

68,9 % RÉPONDENT "NON"

27 % RÉPONDENT "OUI"

4,1 % RÉPONDENT "NE SAIT PAS"

Parmi les personnes qui ont consulté des sages-femmes, à la question « Est-ce que des sages-femmes ont déjà émis un jugement ou avis sur votre vie sexuelle ou votre orientation sexuelle ou romantique ? » :

91,7 % RÉPONDENT "NON"

4,5 % RÉPONDENT "OUI"

3,8 % RÉPONDENT "NE SAIT PAS"

CE QUE DIT LA LOI

Article R4127-46 du Code de la santé publique :

« Lorsqu'un patient demande à avoir accès à son dossier médical par l'intermédiaire d'un médecin, celui-ci remplit cette mission en tenant compte des seuls intérêts du patient et se récuse en cas de conflit d'intérêts. »

Article L1111-7 du Code de la santé publique :

« Toute personne a accès à l'ensemble des informations concernant sa santé détenues, à quelque titre que ce soit, par des professionnels et établissements de santé [...], qui sont formalisées ou ont fait l'objet d'échanges écrits entre professionnels de santé, notamment des résultats d'examen, comptes rendus de consultation, d'intervention, d'exploration ou d'hospitalisation, des protocoles et prescriptions thérapeutiques mis en œuvre, feuilles de surveillance, correspondances entre professionnels de santé, à l'exception des informations mentionnant qu'elles ont été recueillies auprès de tiers n'intervenant pas dans la prise en charge thérapeutique ou concernant un tel tiers.

Elle peut accéder à ces informations directement ou par l'intermédiaire d'un médecin qu'elle désigne et en obtenir communication, dans des conditions définies par voie réglementaire au plus tard dans les huit jours suivant sa demande et au plus tôt après qu'un délai de réflexion de quarante-huit heures aura été observé. Ce délai est porté à deux mois lorsque les informations médicales datent de plus de cinq ans ou lorsque la commission départementale des soins psychiatriques est saisie en application du quatrième alinéa. »

Article R4127-35 du Code de la santé publique :

« Le médecin doit à la personne qu'il examine, qu'il soigne ou qu'il conseille, une information loyale, claire et appropriée sur son état, les investigations et les soins qu'il lui propose. Tout au long de la maladie, il tient compte de la personnalité du patient dans ses explications et veille à leur compréhension. »

Article R4127-32 du Code de la santé publique :

« Dès lors qu'il a accepté de répondre à une demande, le médecin s'engage à assurer personnellement au patient des soins consciencieux, dévoués et fondés sur les données acquises de la science, en faisant appel, s'il y a lieu, à l'aide de tiers compétents. »

Article L1110-3 du Code de la santé publique modifié par la Loi n° 2022-295 du 2 mars 2022 - article 5 :

« Aucune personne ne peut faire l'objet de discriminations dans l'accès à la prévention ou aux soins. »

Article R4127-7 du Code de la santé publique :

« Le médecin doit écouter, examiner, conseiller ou soigner avec la même conscience toutes les personnes quels que soient leur origine, leurs mœurs et leur situation de famille, leur appartenance ou leur non-appartenance à une ethnie, une nation ou une religion déterminée, leur handicap ou leur état de santé, leur réputation ou les sentiments qu'il peut éprouver à leur égard. Il doit leur apporter son concours en toutes circonstances. Il ne doit jamais se départir d'une attitude correcte et attentive envers la personne examinée. »

+

TÉMOIGNAGE

« Je suis lesbienne et lors de mon premier rendez-vous gynécologique, j'étais très angoissée à l'idée d'en parler à mon gynécologue. Lorsque l'occasion s'est présentée, j'ai pris mon courage à deux mains et le lui ai dit. J'ai été agréablement surprise par sa réaction ***– ou plutôt, par son absence de réaction.*** *Il l'a pris en considération et a continué la conversation. C'est encore mon gyneco aujourd'hui, après plusieurs années, et j'en suis très contente. »*

LE POIDS, FACTEUR DISCRIMINANT ?

TÉMOIGNAGE

« Je vois ma gynécologue tous les 18 mois environ. Comme à chaque rendez-vous, elle m'a demandé de me peser. J'avais pris 6 kg, mais n'étais malgré tout pas en surpoids. ***En voyant mon poids, elle m'a demandé d'un air estomaqué ce qui s'était passé*** *et m'a invitée à "vraiment faire attention". Durant ces 18 mois, ma vie avait, en fait, radicalement changé. La première fois que nous nous étions vues, je sortais d'une rupture amoureuse et préparais un triathlon, alors qu'à ce moment, j'avais simplement une vie avec moins de sport et un peu plus de fête. Rien d'incroyable, donc. Je n'avais surtout aucun problème lié à cette prise de poids et* ***je suis ressortie de ce rendez-vous culpabilisée.*** *»*

QU'EST-CE QUI CLOCHE ICI ?

- Le comportement grossophobe de la praticienne ;
- La culpabilisation ;
- L'absence d'explication sur les risques, s'il y en a ;
- L'absence d'explication concernant l'inquiétude apparente de la gynécologue ;
- L'absence de considération du changement de vie de la patiente.

QU'AURAIT-IL ÉTÉ POSSIBLE DE FAIRE CÔTÉ SPÉCIALISTE DE LA GYNÉCOLOGIE ?

- Demander si la patiente était d'accord pour être pesée ;
- À la vue de la prise de poids, demander si la patiente avait eu un changement de rythme qui expliquerait le changement de poids ;
- Dans le cas d'un changement de rythme ou de vie, demander comment se sentait la patiente ;
- Ne parler de prévention que s'il y avait lieu médicalement de s'inquiéter ou de prévenir.

CÔTÉ PATIENTE…

- Il est possible de refuser la pesée et le personnel de santé ne doit pas vous culpabiliser si c'est votre choix ; en revanche, il peut vous expliquer pourquoi c'est préférable. Vous pouvez par exemple simplement dire : « Je ne souhaite pas me peser. »

- Il est possible de demander à votre médecin de regarder le poids qui s'affiche sur la balance sans vous le communiquer en disant par exemple : « Je n'ai pas envie de connaître mon poids, pouvez-vous le regarder et le garder pour vous s'il vous plaît ? »

- Si la personne que vous consultez vous met mal à l'aise ou mal dans votre peau, vous pouvez tout à fait en changer et même quitter le rendez-vous.

- Il est possible de verbaliser vos expériences passées afin d'avertir la personne que vous consultez pour la première fois d'éventuels traumatismes (aussi légers soient-ils, vous êtes légitime). Vous pouvez par exemple dire : « J'ai déjà été très mal à l'aise durant certaines consultations parce qu'on me demandait de me peser et que des réflexions sur mon poids étaient faites alors même que ça n'avait aucun lien avec le motif de ma consultation. Je vous en fais part parce que je souhaite pouvoir consulter sans angoisser qu'on aborde à nouveau le sujet de mon poids quand ça n'a pas de rapport. »

  Si cette présentation frontale ne vous ressemble pas, vous pouvez ouvrir la conversation avec une question, par exemple : « Que pensez-vous du fait de peser systématiquement les personnes qui viennent vous voir ? » Ce type de question pourrait permettre d'ouvrir la conversation sur le sujet.

Se sentir coupable au terme d'un rendez-vous médical n'est jamais très bon signe quant à la consultation qui a eu lieu. Le rôle de la personne qui vous suit n'est jamais de vous faire la morale. La personne en charge de votre suivi peut vous expliquer les risques, enjeux ou conséquences de certaines situations, mais uniquement si ces derniers ont un lien établi ou fortement supposé avec votre condition de santé, et toujours en s'assurant de votre bien-être psychologique. Les personnels de santé ne sont pas des mécanos qui s'occuperaient de votre corps comme on s'occupe d'une voiture.

Votre santé mentale doit tout autant importer dans votre suivi parce qu'on le sait, si elle est bafouée, alors elle impactera nécessairement votre santé physique (en provoquant des angoisses par exemple, ou parce que vous risqueriez de moins vouloir consulter, etc.).

Dans ce rendez-vous, il s'agit d'un comportement dit « grossophobe » qui a manifestement beaucoup impacté la patiente. De plus, aucune explication ne lui a été donnée. Faire attention à quoi ? Pourquoi ? Quels risques, s'ils existent ? Pourquoi avoir eu un air inquiet ? Par ailleurs, la pesée est conseillée entre autres pour la prise de contraceptifs hormonaux, afin d'assurer un bon suivi, mais elle n'est jamais obligatoire.

NOTION-CLÉ LA GROSSOPHOBIE

La grossophobie est un terme plutôt récent qui met en lumière toutes les attitudes, paroles et comportements qui marginalisent et entretiennent les stéréotypes concernant les personnes grosses. La grossophobie pointe le bout de son nez aussi dans les échanges entre personnes qui ne sont pas concernées, l'objectif (conscient ou inconscient) étant de faire des corps gros des objets de révulsion. Ce phénomène met gravement en danger les personnes grosses puisqu'elles sont moins bien prises en charge médicalement, mais aussi parce que l'impact psychologique de la grossophobie médicale pousse certaines victimes à moins, voire à ne pas consulter. Parfois, quel que soit le problème pour lequel une personne grosse consulte, la personne qu'elle va voir ne se concentre que sur son poids, même lorsqu'il n'a aucune incidence sur la raison de la consultation.

Ici, il s'agit typiquement de comportement grossophobe. Culpabiliser sur la prise ou la perte de poids peut malheureusement freiner une personne à l'idée de consulter. De nombreuses personnalités, médias et mouvements participent à donner de la visibilité à cette forme de discrimination. Le mouvement *bodypositive* a par exemple permis une prise de conscience de l'invisibilisation des corps gros dans nos sociétés et de la discrimination systémique dont sont victimes les personnes grosses. Olga Volfson (activiste et journaliste) écrit sur Twitter « Chers médecins qui haïssez si fort les gros·ses, vous nous isolez, vous nous mettez en danger, vous nous tuez ».

En parler permet toujours de faire exister une injustice. Nombre de spécialistes de la gynécologie sont également plus sensibles à ces questions et traitent les personnes de la même façon en dépit de leurs différences physiques.

%

Selon une estimation de l'OMS pour 2030, 41 % de la population française sera en surpoids et 25 % sera concernée par l'obésité.

Selon une étude de 2013 de Rebecca M. Phul intitulée *Clinical Implications of Obesity Stigma* et menée aux États-Unis, 67 % des étudiants et étudiantes en médecines partageraient des préjugés grossophobes explicites. Quant aux infirmières et infirmiers, 31 % préféreraient ne pas s'occuper de personnes obèses, 12 % préféreraient ne pas avoir à toucher de personnes obèses et 24 % admettent que les personnes obèses les « repoussent ».

ENQUÊTE

ENQUÊTE « ACTES SEXISTES, MALTRAITANCES ET VIOLENCES GYNÉCOLOGIQUES »

Parmi les personnes qui ont consulté des gynécologues, à la question « Est-ce que des gynécologues ont déjà émis un jugement sur votre tenue ou votre poids ? » :

71,5 % RÉPONDENT **"NON"**

25,9 % RÉPONDENT **"OUI"**

2,6 % RÉPONDENT **"NE SAIT PAS"**

Parmi les personnes qui ont consulté des sages-femmes, à la question « Est-ce que des sages-femmes ont déjà émis un jugement sur votre tenue ou votre poids ? » :

90,8 % RÉPONDENT **"NON"**

5,7 % RÉPONDENT **"OUI"**

3,4 % RÉPONDENT **"NE SAIT PAS"**

CE QUE DIT LA LOI

ARTICLE 225-1 du Code pénal :

« Constitue une discrimination toute distinction opérée entre les personnes physiques sur le fondement de leur origine, de leur sexe, de leur situation de famille, de leur grossesse, de leur apparence physique, [...] »

TÉMOIGNAGE

« Pendant le deuxième confinement, j'ai dû me rendre chez mon médecin généraliste pour plusieurs examens, dont un examen gynécologique. C'était une période stressante pour moi, le premier confinement avait redistribué les cartes dans ma vie et j'avais dû faire des choix qui ne me convenaient pas parfaitement. Arrivée au cabinet, après quelques questions, ***elle me demande*** *de me déshabiller et* ***de me peser.*** *Pour une raison que j'ignore,* ***j'ai trouvé la force de lui dire que je ne voulais pas.*** *Que je n'avais pas envie de connaître mon poids, que si je remarquais une grosse prise de poids, je savais que malgré moi et même si je trouve ridicule le diktat de la minceur, ça ajouterait une charge supplémentaire à ma conscience et peut-être un stress dont je n'avais particulièrement pas besoin à ce moment. Elle sembla surprise, mais n'insista pas, tout en me rappelant qu'il était important de faire du sport. Ce à quoi je lui répondis qu'il y avait parfois d'autres priorités, comme la santé mentale. Je précise que je ne suis pas en surpoids et que je n'ai aucun problème de santé lié à mon poids. Le fait d'être parvenue à refuser et mieux, à verbaliser ce pour quoi je refusais m'a donné une confiance beaucoup plus grande en moi. Par ailleurs, constater que ma médecin n'insistait pas pour me peser et que j'avais le droit de refuser m'a rassuré pour les examens suivants.* ***J'avais la sensation de reprendre le pouvoir et de participer activement à prendre soin de moi.*** *»*

VOULOIR OU NE PAS VOULOIR D'ENFANT(S), ET ALORS ?

TÉMOIGNAGE

« J'ai 31 ans et je me rends chez ma gynécologue habituelle. Je n'ai jamais voulu d'enfant et je sais parfaitement que je n'en voudrai jamais. Je prends donc rendez-vous avec elle dans l'optique de lui demander une contraception définitive, c'est-à-dire dans mon cas, une ligature des trompes. ***Cette dernière refuse catégoriquement et me fait la morale.*** *Elle m'explique que personne ne voudra pratiquer cette opération sur moi car je suis, selon elle, "trop jeune". Elle tente de me décourager par plusieurs moyens différents et me demande notamment : "Et si vous rencontrez un homme qui veut des enfants et qu'il vous dit que c'est ça ou la séparation ?"* ***Je lui demande de me donner les coordonnées d'une personne qui pourrait pratiquer cette opération, elle refuse à nouveau*** *et m'assure que personne ne le fera. »*

QU'EST-CE QUI CLOCHE ICI ?

- Le comportement moralisateur de la gynécologue ;
- La volonté de faire changer d'avis la patiente sur un choix qui lui est propre ;
- Le fait de donner une fausse information concernant cette contraception ;
- La projection d'un homme dont le désir d'enfant prévaudrait sur celui de la personne concernée.

QU'AURAIT-IL ÉTÉ POSSIBLE DE FAIRE CÔTÉ SPÉCIALISTE DE LA GYNÉCOLOGIE ?

- Exprimer simplement, clairement et sans jugement, sa volonté de ne pas procéder à cette opération ou son incapacité à le faire ;
- Informer sur le processus et éventuellement les endroits où il est possible de procéder à une contraception définitive ;

- Ne pas émettre de jugement sur la volonté de la patiente ;
- Ne pas s'immiscer dans la vie privée de la patiente.

CÔTÉ PATIENTE...

Le fait d'avoir connaissance de ses droits peut parfois permettre de gagner en assurance et surtout de rappeler à la personne en charge du suivi gynécologique qu'il existe un cadre légal aux consultations. Même si ces rendez-vous peuvent parfois mettre en situation de vulnérabilité du fait du déséquilibre en termes de connaissances (qui implique souvent un biais d'autorité, voir page 62), il est possible de montrer à la personne en face que vous n'êtes pas juste une enveloppe corporelle à ausculter.

Si un jugement sur votre vie intime ou privée est exprimé lors d'une consultation (y compris sur vos choix, si ceux-ci ne vous mettent pas en danger), vous pouvez tout à fait lui rappeler que ce n'est pas son rôle ni ce que vous attendez d'elle ou de lui : « Je ne crois pas que cet avis soit médical ; or, je souhaiterais que cette consultation reste bien dans le cadre d'une consultation médicale. »

Si la personne en charge de votre suivi insiste, vous pouvez vous référer à la loi et à l'article R4127 (voir page 83) qui dispose que les médecins ne doivent pas s'immiscer dans la vie privée ou intime de leurs patientes et patients s'il n'y a pas de raisons professionnelles de le faire.

> **Le refus de pratiquer un acte médical est légal lorsqu'il est exprimé clairement et que le motif n'est pas discriminant. Vous pouvez, à la suite du refus, demander les contacts d'autres spécialistes et demander que les informations nécessaires à votre suivi et à la réalisation de l'acte soient transmises à la personne qui vous prendra en charge par la suite (voir lettre de transfert de dossier page 67).**

Le non-désir d'enfant chez les femmes et toutes les personnes concernées est souvent (toujours ?) source de questionnement, si ce n'est de rejet. Nos corps étant encore beaucoup trop perçus comme objets de maternité, si aucune volonté de grossesse n'est exprimée, il sera naturellement imaginé que le désir est là, du fait de « l'instinct maternel » (un mythe).

À l'inverse, si une femme ou personne perçue comme telle exprime le fait d'être *childfree*, une avalanche de questions la submerge alors. Le fait de pouvoir « porter la vie » a créé autour de l'utérus un véritable culte qui ne date pas d'hier. Aussi, aujourd'hui encore, de nombreuses personnes n'envisagent pas qu'une femme ou personne perçue comme telle puisse vouloir se stériliser volontairement. Parmi ces personnes, évidemment, certaines exercent dans le domaine de la médecine.

Il existe dans la loi une **clause de conscience** qui permet aux médecins de refuser tout acte médical (pour raison professionnelle ou personnelle), avec l'obligation légale d'en avertir la personne concernée et de transmettre son dossier à quelqu'un qui pourra la suivre. Cependant, s'il y a urgence vitale, cette clause de conscience ne s'applique pas. Le Conseil national de l'Ordre des médecins rappelle dans un rapport de 2011 que **la clause de conscience est « le droit de refuser la réalisation d'un acte médical pourtant autorisé par la loi, mais que le médecin estimerait contraire à ses propres convictions personnelles, professionnelles ou éthiques »**. Concernant la clause de conscience spécifique à l'IVG, celle-ci stipule que les coordonnées d'une personne apte à la réaliser doivent être fournies dans ce genre de cas.

NOTION-CLÉ CHILDFREE

C'est un terme qui nous vient des États-Unis et qui est né dans les années 1970. Il désigne les personnes qui ne désirent pas d'enfants. Il n'y a pas véritablement d'équivalent français et la docteure en sociologie Charlotte Debest (qui a fait une thèse sur les personnes volontairement sans enfants) explique que, selon elle, si ce terme n'existe pas, c'est parce que le désir d'enfant est perçu comme une évidence en France, surtout en ce qui concerne les femmes et les personnes perçues comme telles.

> **Grâce, notamment, aux réseaux sociaux et à des personnes comme Bettina Zourli ou Fiona Schmidt qui ont produit et produisent du contenu sur la question de la non-parentalité, la parole se libère sur le sujet. Il s'agit d'un thème éminemment féministe puisque le carcan qu'est la parentalité s'exerce avant tout sur les femmes et personnes perçues comme telles.**

Compte tenu des nombreuses études sur le partage des tâches domestiques et/ou liées aux enfants, on comprend rapidement que pousser ces personnes à devenir mère ou parent, c'est aussi les pousser à s'exposer aux inégalités encore très présentes au sein des couples de parents.

Aussi, quand on est une personne perçue comme femme dans notre société, dire « je ne veux pas d'enfant » est encore perçu comme une déviance, une mode ou une lubie vouée à disparaître. Il s'agirait d'expliquer ce non-désir, quand à l'inverse, les personnes qui veulent des enfants ne se voient jamais demander pourquoi. L'apogée de la féminité serait la maternité, les personnes n'ayant pas d'enfant se voient donc reléguées au second plan, elles ne seraient pas de *vraies femmes*. Le mouvement *childfree* tend à rendre aux femmes et aux personnes perçues comme telles leur caractère individuel, au-delà de leur simple capacité physique à donner la vie. La maternité devrait, comme le reste, être une option, un choix.

Permettre aux personnes perçues comme femmes de comprendre que la parentalité est un choix (donc ni un devoir ni une suite logique de l'existence), c'est aussi protéger les hypothétiques parents et enfants. **Le fait d'inclure la question du désir d'enfant dans nos vies plutôt que de reproduire des schémas, ne serait-il pas un moyen de maximiser les chances d'avoir un environnement familial sain pour les hypothétiques parents et enfants ou au contraire, d'éviter un regret parental ?**

NOTION-CLÉ CONTRACEPTION DÉFINITIVE

Pour les personnes à risque de grossesse, il existe deux techniques de contraception définitive (voir tableau page 50). Il s'agit soit de sectionner les trompes soit de les nouer avec des clips. Ces deux techniques sont la grande majorité du temps irréversibles, mais n'empêchent cependant pas la PMA (procréation médicalement assistée). **Pour avoir accès à ce type de contraception, il faut passer par plusieurs étapes.**

D'abord, durant la première consultation auprès d'une personne qui pratique ce type d'intervention, il faudra lui formuler la demande et lui en expliquer les motifs. Cette personne, en général chirurgienne, mettra alors en lumière à l'oral des méthodes de contraception alternatives. Elle proposera ensuite un dossier qui reprend ces informations, mais aussi toutes les informations en lien avec la contraception définitive (les différentes méthodes, l'intervention, les conséquences, les risques) pour que vous puissiez faire votre choix de façon éclairée. Dans ce dossier se trouve parfois une attestation de consultation médicale.

À la suite de cette consultation, vous aurez un temps de réflexion obligatoire de 4 mois. À l'issue de ce délai de réflexion, il faudra rédiger lors d'une deuxième consultation un écrit dans lequel est confirmée la volonté d'avoir recours à cette intervention. Enfin arrive le moment de l'intervention qui ne peut avoir lieu que dans un établissement de santé.

%

Selon l'enquête *Fecond* menée par l'Inserm et l'Ined (Institut national de la santé et de la recherche médicale et Institut national d'études démographiques) en 2010, 13,5 % des femmes nées entre 1961 et 1965 n'avaient pas d'enfant, contre 21 % des mêmes générations d'hommes.

6,3 % des hommes et 4,3 % des femmes déclaraient ne pas vouloir d'enfant. Les 3 raisons les plus mentionnées étaient : le fait d'être bien sans enfant, d'avoir d'autres priorités, mais aussi la volonté de rester libre.

ENQUÊTE

ENQUÊTE « ACTES SEXISTES, MALTRAITANCES ET VIOLENCES GYNÉCOLOGIQUES »

Parmi les personnes qui ont consulté des gynécologues, à la question « Est-ce que des gynécologues ont déjà émis un jugement sur votre désir ou votre non-désir d'enfant ? » :

66,8 % RÉPONDENT "NON"

25,5 % RÉPONDENT "OUI"

7,8 % RÉPONDENT "NE SAIT PAS"

Parmi les personnes qui ont consulté des sages-femmes, à la question « Est-ce que des sages-femmes ont déjà émis un jugement sur votre désir ou votre non-désir d'enfant ? » :

91,1 % RÉPONDENT "NON"

4,2 % RÉPONDENT "OUI"

4,7 % RÉPONDENT "NE SAIT PAS"

CE QUE DIT LA LOI

Article R4127-47 du Code de la santé publique :

« Quelles que soient les circonstances, la continuité des soins aux malades doit être assurée. Hors le cas d'urgence et celui où il manquerait à ses devoirs d'humanité, un médecin a le droit de refuser ses soins pour des raisons professionnelles ou personnelles. S'il se dégage de sa mission, il doit alors en avertir le patient et transmettre au médecin désigné par celui-ci les informations utiles à la poursuite des soins. »

Article R4127 du Code de la santé publique :

« Le médecin ne doit pas s'immiscer sans raison professionnelle dans les affaires de famille ni dans la vie privée de ses patients. »

Article L2212-8 du Code de la santé publique :

« Un médecin ou une sage-femme n'est jamais tenu de pratiquer une interruption volontaire de grossesse, mais il doit informer, sans délai, l'intéressée de son refus et lui communiquer immédiatement le nom de praticiens ou de sages-femmes susceptibles de réaliser cette intervention selon les modalités prévues à l'article L2212-2. Aucune sage-femme, aucun infirmier ou infirmière, aucun auxiliaire médical, quel qu'il soit, n'est tenu de concourir à une interruption de grossesse. Un établissement de santé privé peut refuser que des interruptions volontaires de grossesse soient pratiquées dans ses locaux. Toutefois ce refus ne peut être opposé par un établissement de santé privé habilité à assurer le service public hospitalier que si d'autres établissements sont en mesure de répondre aux besoins locaux. Les catégories d'établissements publics qui sont tenus de disposer des moyens permettant la pratique des interruptions volontaires de la grossesse sont fixées par décret. »

TÉMOIGNAGE

« Je ne me souviens pas de la première fois que j'ai formulé clairement intérieurement mon non-désir de maternité, mais je sais que JAMAIS je ne me suis projeté mère. Quand j'ai commencé à avoir des rapports sexuels, même protégée, j'avais toujours l'angoisse de la grossesse ou pire, du déni de grossesse. C'est donc assez naturellement que je me suis renseignée sur la contraception définitive. Après quelque temps de réflexion sur le sujet et sur la méthode qui me parle le plus, j'ai pris rendez-vous chez une gynécologue pour en parler. Avant ce rendez-vous, j'étais assez stressée, car j'avais en tête le fait qu'il était mal perçu qu'une femme ne veuille pas d'enfant, qui plus est une femme qui n'a pas encore atteint les 30 ans et qui a une vie "stable". ***À ma grande et agréable surprise, la gynécologue n'a émis aucun jugement et m'a bien expliqué les différentes possibilités, étapes, mais aussi les délais.*** *C'était très agréable de se sentir écoutée, comprise et vraiment accompagnée. »*

LES INJURES SEXISTES

TÉMOIGNAGE

*« **Je suis polyamoureux·euse** et j'ai donc plusieurs partenaires. Lors d'une consultation avec mon gynécologue, je lui explique que je me protège avec tous mes partenaires sauf l'un d'entre eux avec qui, après une conversation, nous avons décidé de ne pas nous protéger l'un et l'autre, mais de faire régulièrement des tests. Après mon explication, **mon gynécologue** a d'abord exagéré une réaction de stupeur, puis **s'est finalement énervé**, m'a littéralement "grondé·e" et m'a expliqué que c'était en fait selon lui un comportement de fille facile. Il a ajouté que **les femmes comme moi méritaient d'attraper une maladie pour se "calmer"**. »*

QU'EST-CE QUI CLOCHE ICI ?

- Le comportement moralisateur du gynécologue ;
- La volonté de dégrader la personne qui consulte ;
- Le fait d'injurier la personne venue pour consulter ;
- Le jugement sur la vie privée et intime ;
- Le fait que le gynécologue profite de sa position pour dégrader la personne qui consulte.

QU'AURAIT-IL ÉTÉ POSSIBLE DE FAIRE CÔTÉ SPÉCIALISTE DE LA GYNÉCOLOGIE ?

Bien que le personnel de santé ne soit pas tenu d'être une encyclopédie vivante, rien ne l'oblige à émettre des avis non sollicités. Il est même tenu de ne pas le faire. Aussi, voici ce qu'il aurait été possible de faire :

- Expliquer les risques, quand il y en a, liés au fait de ne pas se protéger ;
- Ne pas émettre de jugement sur la situation amoureuse/sexuelle ;
- Faire preuve de bienveillance ;

- Si la colère monte, pourquoi pas quitter le cabinet le temps qu'elle redescende ;
- Se renseigner sur les différentes orientations sexuelles et romantiques existantes, pour ne pas mettre en danger les personnes qui viennent consulter. Même sans être au fait d'une réalité exposée, il est possible de poser des questions qui restent dans le cadre de la consultation et de se renseigner plus tard sur Internet ou auprès d'associations spécialisées.

CÔTÉ PATIENT·E...

Ici, la personne qui consulte est victime d'outrage sexiste, ce qui tombe sous le coup de la loi. Il est donc possible de :

- Rappeler au gynécologue qu'il n'est pas en droit de tenir ces propos ;
- Quitter la consultation (si aucun acte médical ou prescription n'a été faite, alors il n'y a rien à payer) ;
- Porter plainte devant le Conseil départemental de l'Ordre des médecins (voir page 120) ;
- Si la consultation a été faite au sein d'un établissement de santé, se référer à la commission des usagers ou la personne en charge de la médiation médicale de l'établissement (voir page 119).

Une consultation gynécologique nécessite parfois de se livrer dans une certaine mesure sur notre vie privée et intime, quand ces pans de notre vie renferment des informations permettant aux spécialistes qui nous suivent de nous proposer le meilleur suivi possible. C'est une des raisons pour lesquelles il est si important que les personnes qui exercent une profession médicale s'appliquent à instaurer un climat de confiance.

La bienveillance et l'absence de jugement sur le privé ou l'intime placent les patientes et les patients dans une posture idéale pour aborder ces sujets. Il n'est déjà pas toujours chose aisée de se livrer à une personne qu'on ne connaît pas, si le climat est tendu, suspicieux, moqueur ou jugeant, cela devient mission impossible. Bien que le serment d'Hippocrate (serment que les médecins, sages-femmes et dentistes font traditionnellement juste avant d'exercer) n'ait pas de valeur juridique en tant que telle, il débute par ces mots : « Au moment d'être admis(e) à exercer la médecine, je promets et je jure d'être fidèle aux lois de l'honneur et de la probité. Mon premier souci sera de rétablir, de préserver ou de promouvoir la santé dans tous ses éléments, physiques et mentaux, individuels et sociaux. **Je respecterai toutes les personnes, leur autonomie et leur volonté, sans aucune discrimination selon leur état ou leurs convictions.** »

Il va sans dire que les personnes qui exercent la médecine savent parfaitement que les moqueries, jugements déplacés ou leçons de morale n'ont pas leur place durant les consultations. Par ailleurs, ici, ce gynécologue va même au-delà du problème que peut représenter l'immixtion dans la vie privée et intime de la personne en consultation, puisqu'il profère une injure sexiste en la traitant de « fille facile » et lui souhaite même de tomber malade. Ce praticien sort complètement du cadre légal.

Les personnes polyamoureuses sont souvent victimes de préjugés et d'incompréhension et le sexisme faisant particulièrement bien son travail dans notre société, les jugements peuvent s'avérer encore plus sévères, voire violents, lorsqu'on est une personne perçue comme femme. Ouvrir la parole sur ces sujets, dénoncer les manquements et les abus, c'est travailler à faire de notre société une société plus juste (oui, même quand certaines personnes tentent de nous faire taire en nous faisant croire que l'on est trop ceci ou pas assez cela).

NOTION-CLÉ INJURE SEXISTE

Aussi appelée « outrage sexiste », il s'agit de tous mots ou comportements à connotation sexiste ou sexuelle imposés à une personne et qui porte atteinte à sa dignité, ou plus largement, la met dans une situation pénible. L'outrage sexiste a ceci de particulier qu'il est dégradant et/ou humiliant et/ou expose à une situation intimidante, hostile ou offensante. Il est possible de porter plainte lorsqu'on en est victime puisqu'une peine est prévue pour les personnes qui s'en rendent coupables. Jusqu'à 750 € d'amende sont envisageables. Cette peine peut être « aggravée » dans certains cas et notamment, comme ici, si le ou la coupable abuse de l'autorité que lui confère sa fonction ou en raison de l'orientation sexuelle vraie ou supposée de la victime. Mais aussi si l'outrage est commis :

• sur une personne de moins de 15 ans ;

• sur une personne vulnérable (dû à son âge, une grossesse, une maladie, une infirmité, une déficience physique ou psychique, sa précarité économique ou sociale) ;

• par plusieurs personnes, instigatrices ou complices ;

• dans un transport collectif ou un lieu destiné à l'accès à un moyen de transport collectif.

On parle alors de 1500 € d'amende. Cependant, il faut des preuves. Sont par exemple recevables : les témoignages, des captures d'images si c'est à l'écrit et un enregistrement si c'est à l'oral (même à l'insu de la personne concernée).

Les outrages sexistes sont malheureusement monnaie courante dans la vie des femmes et personnes perçues comme telles. S'il est évidemment question d'un outrage sexiste dans ce témoignage, il existe dans nos quotidiens nombre de situations qui nous y exposent. Des « blagues » potaches jusqu'au harcèlement de rue, les temps changent (trop lentement encore) sur ces sujets et les langues se délient.

Les outrages sexistes participent grandement au syndrome d'imposture et aux inégalités dont souffrent majoritairement les minorités de genre. Subir dégradations, humiliations et injures pour le simple motif de son genre participe à se forger une image négative de soi-même et des personnes qui nous ressemblent.

NOTION-CLÉ POLYAMOUR

Le polyamour est une forme d'orientation relationnelle dans laquelle une personne a plusieurs relations amoureuses avec des personnes qui sont toutes informées et consentantes. Dans l'imaginaire collectif, le polyamour est souvent mis en lien avec le libertinage ou l'adultère. Ça n'a pourtant rien à voir puisqu'il s'agit d'amour, d'honnêteté et de respect des choix individuels.

Être une personne polyamoureuse, ce n'est pas nécessairement être partenaire de plusieurs personnes puisqu'il s'agit d'une orientation relationnelle qui ne dépend pas de la situation amoureuse. Certaines personnes polyamoureuses sont célibataires ou en relation avec une seule personne, ceci n'enlève rien au fait qu'elles sont des personnes polyamoureuses.

%

Selon un sondage Ifop pour le site viehealthy.com publié en avril 2018, 81% des femmes ont déjà subi une forme d'atteinte ou d'agression sexuelle dans la rue ou les transports en commun.

ENQUÊTE

ENQUÊTE « ACTES SEXISTES, MALTRAITANCES ET VIOLENCES GYNÉCOLOGIQUES »

Parmi les personnes qui ont consulté des gynécologues, à la question « Est-ce que des gynécologues vous ont déjà lancé une injure sexiste ? » :

82,3 % RÉPONDENT "NON"

11,3 % RÉPONDENT "OUI"

6,4 % RÉPONDENT "NE SAIT PAS"

Parmi les personnes qui ont consulté des sages-femmes, à la question « Est-ce que des sages-femmes vous ont déjà lancé une injure sexiste ? » :

95,2 % RÉPONDENT "NON"

1,3 % RÉPONDENT "OUI"

3,5 % RÉPONDENT "NE SAIT PAS"

CE QUE DIT LA LOI

Article R4127-7 du Code de la santé publique :

« Le médecin doit écouter, examiner, conseiller ou soigner avec la même conscience toutes les personnes quels que soient leur origine, leurs mœurs et leur situation de famille, leur appartenance ou leur non-appartenance à une ethnie, une nation ou une religion déterminée, leur handicap ou leur état de santé, leur réputation ou les sentiments qu'il peut éprouver à leur égard. Il doit leur apporter son concours en toutes circonstances. Il ne doit jamais se départir d'une attitude correcte et attentive envers la personne examinée. »

Article 621-1 du code pénal :

« Constitue un outrage sexiste le fait, hors les cas prévus aux articles 222-13, 222-32, 222-33 et 222-33-2-2, d'imposer à une personne tout propos ou comportement à connotation sexuelle ou sexiste qui soit porte atteinte à sa dignité en raison de son caractère dégradant ou humiliant, soit créé à son encontre une situation intimidante, hostile ou offensante. »

LE CONSENTEMENT, JAMAIS UNE OPTION

TÉMOIGNAGE

« J'ai une vingtaine d'années et je me rends chez ma gynécologue pour renouveler mon ordonnance pour la pilule. Comme d'habitude, elle me dit de me déshabiller et d'aller sur la chaise avec les étriers. Et comme d'habitude, mal à l'aise, je lui demande si je dois tout enlever, dans l'espoir que pour une fois elle me dise que non, juste le bas suffit. Mais comme d'habitude, elle me dit que oui. Alors, à contrecœur, je m'exécute. Elle me rejoint alors et me demande d'avancer mes fesses, encore, encore et encore. ***Plus je m'avance, plus ma vulve est accessible pour elle, et plus je me sens vulnérable.*** *Avant que je n'aie pu dire quoi que ce soit, j'entends "attention", et je sens que quelque chose est inséré. C'est très désagréable, un peu douloureux et surtout, je n'ai aucune idée de ce qu'elle me fait, ni pourquoi elle me le fait. Je ne peux pas témoigner de ce qu'il s'est passé, puisque je ne le sais pas. Comme à chaque rendez-vous avec elle,* ***je me contente de subir,*** *de ne pas comprendre et de repartir. Je finis par déménager et commence donc à chercher une autre personne pour mon suivi. Je découvre via Instagram (merci les réseaux sociaux !) que les sages-femmes peuvent faire un suivi gynécologique.* ***Je prends donc rendez-vous avec une sage-femme trouvée sur Doctolib et... révélation ! Je découvre avec elle la notion de consentement durant les examens médicaux.*** *À chaque étape, elle me demande mon consentement, s'en assure sincèrement et m'explique chaque partie de l'examen. Je peux mieux appréhender et comprendre mon corps, je peux aussi plus facilement prendre mes rendez-vous et être plus sérieuse sur mon suivi gynécologique. Cette sage-femme a fait s'envoler mon angoisse avant les rendez-vous gynécologiques. C'est aussi grâce à elle que j'ai compris que durant des années, j'avais subi des formes de maltraitances (même si involontaires) de la part de mon ancienne gynécologue. »*

QU'EST-CE QUI CLOCHE ICI ?

- Réaliser un examen clinique pour un renouvellement de pilule ;
- Exiger la nudité intégrale de la patiente ;

- Ne jamais s'assurer du consentement de la patiente ;
- Ne jamais expliquer ce qu'il se passe.

QU'AURAIT-IL ÉTÉ POSSIBLE DE FAIRE CÔTÉ SPÉCIALISTE DE LA GYNÉCOLOGIE ?

Même s'il est tout à fait envisageable que les intentions ne soient pas mauvaises, il n'en reste pas moins que la demande de consentement n'est jamais une option. Parfois, les spécialistes de santé reproduisent des schémas ancrés, notamment pour gagner du temps, et s'imaginent sûrement que leurs seules bonnes intentions suffisent à expliquer leurs gestes. Aussi, voici quelques pistes de ce qu'il aurait été possible de faire :

- Expliquer pourquoi faire un examen clinique et quelles en seront les étapes ;
- Proposer à la patiente, si elle est d'accord pour l'examen clinique, d'enlever son bas. Si la patiente semble réticente ou mal à l'aise, lui proposer de positionner un carré de papier sur ses hanches et son pubis ;
- Avant d'insérer quoi que ce soit dans son vagin, lui expliquer ce qu'il va se passer, lui demander si elle est d'accord et de signaler lorsqu'elle est prête ;
- Demander si la contraception prescrite convient toujours.

CÔTÉ PATIENTE...

Il est bon de savoir qu'aucun acte médical ne peut être pratiqué sans consentement direct. Par ailleurs, pour ce qui est de la prescription d'un contraceptif, mise à part pour un DIU ou diaphragme, les touchers vaginaux ne sont absolument pas nécessaires, ni la nudité intégrale. Durant ce rendez-vous, il aurait été envisageable de :

- Demander à la gynécologue pourquoi faire un examen médical, en disant par exemple : « Quel est l'objectif de l'examen que nous allons faire ? » ;
- Alerter sur le non-désir de nudité, en disant par exemple : « Je ne souhaite pas me déshabiller. Est-ce qu'il serait possible de n'enlever que le bas et de me donner un papier que je puisse me mettre au niveau du pubis s'il vous plaît ? » ;
- Rappeler que vous êtes en droit de refuser la nudité ;

- Expliquer qu'il est important pour vous de comprendre ce qu'il se passe durant la consultation et que vous souhaitez que l'on vous informe de chaque étape pour pouvoir donner votre consentement. Vous pouvez par exemple dire : « J'ai besoin de bien comprendre chaque étape de la consultation et des actes médicaux s'il y en a. C'est important pour moi de savoir et de pouvoir donner mon consentement. » ;

- Quel que soit l'avancement de la consultation, **vous n'avez jamais l'obligation de rester**.

Consentement. Ce mot revient partout dans les milieux féministes notamment, comme un mantra que l'on tenterait de faire imprimer dans nos inconscients, et pour cause. Nous avons intégré depuis toujours que le consentement était optionnel, d'autant plus lorsque des rapports impliquent une figure d'autorité. Si le fait de laisser entendre dès le plus jeune âge que le consentement n'est qu'optionnel encourage le *victim blaming*, la mise sous silence des victimes de violences sexuelles et le viol, cela pérennise aussi les violences et maltraitances médicales.

Il peut être compliqué pour une victime de prendre conscience de son « statut de victime » dans une situation où son consentement a été bafoué, parce que dans nos sociétés, l'avantage est toujours donné aux personnes qui agressent. Des adages comme « qui ne dit mot consent » participent activement à la fausse idée que l'on se fait du consentement. Dans l'imaginaire collectif, le consentement ne serait que l'absence explicite et appuyée de non-consentement. C'est-à-dire que si une personne ne dit rien ou qu'elle n'exprime pas assez ou assez fort son refus, alors elle est, de fait, consentante. C'est évidemment complètement faux et déconnecté de la réalité (faite de sidération, de manque de discernement, de peur, etc.).

Il y a mille et une raisons qui expliquent le fait qu'une personne n'ait pas dit « non » oralement sans pour autant avoir été consentante. Par ailleurs, ce n'est absolument pas en phase avec ce qu'en dit la loi, notamment dans le milieu médical. En effet, tout consentement doit être « libre, éclairé et exprès », ce qui signifie qu'il ne doit pas être obtenu sous la contrainte, mais aussi qu'il doit être donné de façon claire (à l'oral ou écrit) après avoir reçu des informations précises et adaptées de la part de la personne issue du corps médical.

Il est très clair dans ce témoignage que la patiente ne savait pas qu'il était possible de refuser tout acte médical, ainsi que de se mettre nue. Nos corps ne cessent pas de nous appartenir lorsque nous entrons dans un espace médicalisé. Le consentement est nécessaire, le personnel soignant doit aussi expliquer l'acte médical, ses étapes, son implication et son utilité. Le consentement n'est pas une option, il est primordial et obligatoire, comme le rappelle le Conseil national de l'Ordre des médecins : « Le consentement du patient doit être exprès. Il doit donc être donné de façon manifeste et claire, par oral. Il n'y a pas de formalisme en matière de recueil du consentement : l'expression du consentement du patient n'est pas subordonnée à l'établissement d'un écrit. »

Lorsque notre consentement est bafoué, il arrive que la notion d'intention nous fasse culpabiliser : la victime se demande s'il y avait intention de nuire. L'intention est certes aggravante, mais le préjudice reste présent. Ne pas vouloir mal faire n'efface pas l'atteinte.

À trop s'inquiéter du bien-être des personnes qui agressent, c'est celui des victimes qui est complètement mis de côté. Par ailleurs, voici la définition que le site service-public.fr donne du viol : « Le viol est un acte de pénétration sexuelle commis sur la victime ou sur l'auteur de l'acte avec violence, contrainte, menace ou surprise (dans ce dernier cas, la victime est trompée par la ruse de l'agresseur). Tout acte de pénétration sexuelle est visé : vaginale, anale ou buccale. La pénétration peut être effectuée par le sexe de l'auteur du viol, par ses doigts ou par un objet. [...] Il n'est pas nécessaire qu'il y ait des violences physiques pour qualifier un acte de viol. Il suffit que la victime n'ait pas donné son consentement clair et explicite. »

NOTION-CLÉ *VICTIM BLAMING*

Le *victim blaming* se traduit en français par « la faute de la victime » et c'est en quelques mots une inversion de la culpabilité. Il s'agit d'un mécanisme psychologique qui mène à rendre la victime responsable de l'agression ou du crime qu'elle a subi, au moins en partie. C'est une façon consciente ou inconsciente d'annihiler la véritable culpabilité et de permettre à une personne ou à un groupe de continuer à avoir des comportements immoraux ou illégaux envers d'autres personnes.

Dans les affaires de violences sexuelles, le *victim blaming* est encore malheureusement souvent le premier réflexe : soupçonner la victime d'avoir un intérêt à accuser l'agresseur, la suspecter d'avoir été consentante, mettre en avant un vêtement, une attitude, un métier qui serait une « preuve » du consentement, pointer du doigt une prétendue naïveté, un comportement « risqué » ou un casier judiciaire préexistant, etc. Toutes ces habitudes font partie du mécanisme de *victim blaming*.

Le *victim blaming* protège donc les coupables, mais tend aussi à faire taire les victimes puisque soit elles intériorisent ce mécanisme et se portent responsables de l'agression qu'elles ont subie, soit elles anticipent les réflexions et suspicions qui ne feraient qu'accroître leurs souffrances. Le *victim blaming* peut se porter sur l'agression en elle-même (« Pourquoi tu n'as pas dit non ? Pourquoi tu n'as pas cherché à te débattre ? Pourquoi tu n'as pas quitté les lieux ? »), mais aussi sur la réaction à l'agression (« Pourquoi tu n'as pas porté plainte ? Pourquoi tu n'en parles que maintenant ? Tu n'as pas l'air si traumatisé·e »).

Nous avons tous et toutes des réflexes de *victim blaming* puisqu'il s'agit d'un mécanisme ancré dans notre culture. Le fait de l'identifier, d'en connaître les retombées, mais aussi le mécanisme, permet au moins de s'en prémunir et d'en prémunir les victimes.

ENQUÊTE

ENQUÊTE « ACTES SEXISTES, MALTRAITANCES ET VIOLENCES GYNÉCOLOGIQUES »

Parmi les personnes qui ont consulté des gynécologues, à la question « Est-ce que des gynécologues ont déjà pratiqué un acte médical sur vous sans recueillir votre consentement (et sans qu'il n'y ait d'urgence vitale) ? » :

52,4 % RÉPONDENT "NON"

40,3 % RÉPONDENT "OUI"

7,2 % RÉPONDENT "NE SAIT PAS"

Parmi les personnes qui ont consulté des sages-femmes, à la question « Est-ce que des sages-femmes ont déjà pratiqué un acte médical sur vous sans recueillir votre consentement (et sans qu'il n'y ait d'urgence vitale) ? » :

90,6 % RÉPONDENT "NON"

5,5 % RÉPONDENT "OUI"

3,8 % RÉPONDENT "NE SAIT PAS"

CE QUE DIT LA LOI

Article R4127-34 du Code de la santé publique :

« Le médecin doit formuler ses prescriptions avec toute la clarté indispensable, veiller à leur compréhension par le patient et son entourage et s'efforcer d'en obtenir la bonne exécution. »

Article R4127-35 du Code de la santé publique :

« Le médecin doit à la personne qu'il examine, qu'il soigne ou qu'il conseille une information loyale, claire et appropriée sur son état, les investigations et les soins qu'il lui propose. Tout au long de la maladie, il tient compte de la personnalité du patient dans ses explications et veille à leur compréhension.

Toutefois, lorsqu'une personne demande à être tenue dans l'ignorance d'un diagnostic ou d'un pronostic, sa volonté doit être respectée, sauf si des tiers sont exposés à un risque de contamination. Un pronostic fatal ne doit être révélé qu'avec circonspection, mais les proches doivent en être prévenus, sauf exception ou si le malade a préalablement interdit cette révélation ou désigné les tiers auxquels elle doit être faite. »

Article R4127-36 du Code de la santé publique :

« Le consentement de la personne examinée ou soignée doit être recherché dans tous les cas. Lorsque le malade, en état d'exprimer sa volonté, refuse les investigations ou le traitement proposés, le médecin doit respecter ce refus après avoir informé le malade de ses conséquences. Si le malade est hors d'état d'exprimer sa volonté, le médecin ne peut intervenir sans que la personne de confiance, à défaut, la famille ou un de ses proches ait été prévenu et informé, sauf urgence ou impossibilité. »

TÉMOIGNAGE

« Après avoir découvert que ***je devais me faire opérer pour retirer un kyste bénin au niveau de l'un de mes ovaires****, l'angoisse a été grandissante. Jusqu'alors, mon corps avait été ballotté de spécialiste en spécialiste, de touchers vaginaux en frottis et autres prélèvements. Pas une fois mon consentement n'avait été demandé, ni même mon malaise quant à ma nudité pris en considération. Ayant intégré que mon corps n'était pas considéré comme tel durant mes rendez-vous gynécos, j'ai toujours fait en sorte de consulter des femmes. Quitte à être intégralement nue devant des personnes que je ne connaissais pas, je préférais que ce soient des femmes. Arrivée à l'hôpital, on me dit que je vais devoir refaire une échographie endovaginale, comprendre « de l'intérieur du vagin ». Quand je vois que c'est un médecin de mon âge qui vient me chercher, je me dis que je risque de très mal vivre ce moment. À ma grande et agréable surprise,* ***ce médecin a commencé par m'expliquer exactement ce que j'avais et ce pour quoi il fallait refaire une échographie.*** *À la suite de cela, il m'a expliqué qu'il allait*

falloir que je me déshabille, m'a demandé si j'étais d'accord, m'a proposé de le faire une fois qu'il aurait quitté la salle et a ajouté que je pouvais disposer sur moi un grand morceau de papier. Ça ne s'arrête pas là puisqu'une fois revenu dans la salle, ***il m'a proposé d'insérer moi-même la sonde dans mon vagin*** *avant qu'il la manipule pour pouvoir prendre les images.* ***J'étais abasourdie devant tant de bienveillance et de prise en considération*** *de la gêne que peuvent entraîner la nudité et le caractère intime de ces consultations. Je me sentais respectée, en sécurité, et mon esprit était du coup en bonne condition pour comprendre ce qui m'attendait.* ***Ce médecin a métamorphosé mon rapport à la gynécologie*** *et m'a permis de comprendre qu'il était tout à fait possible de traiter correctement les patientes et de mener une bonne consultation. Merci à lui. »*

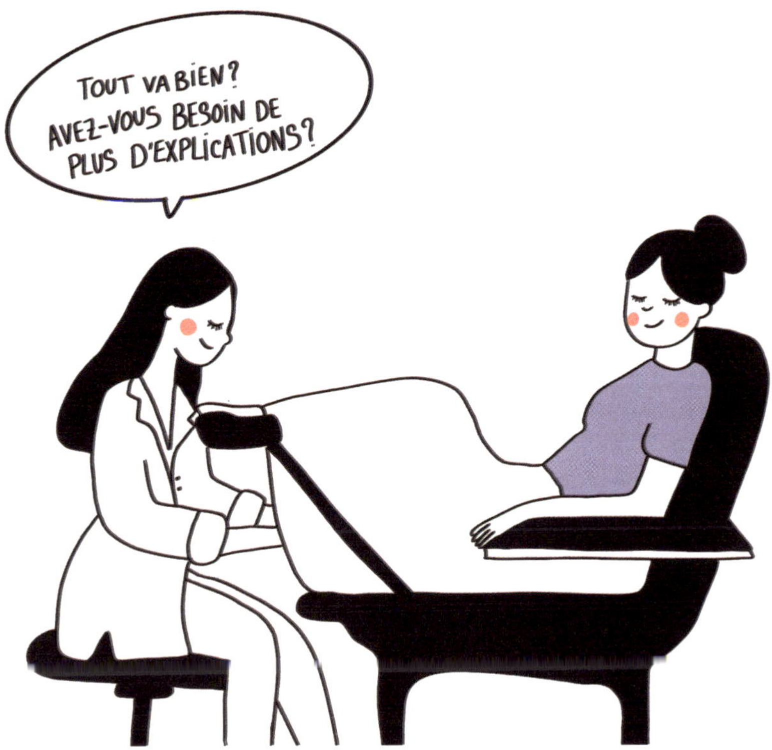

DES ACTES QUI DOIVENT ÊTRE JUSTIFIÉS MÉDICALEMENT

TÉMOIGNAGE

*« **Je me rends chez ma gynéco pour parler contraception.** Je suis nullipare et après m'être renseignée, **je suis plutôt intéressée par le DIU***. J'ai en fait déjà essayé plusieurs pilules contraceptives qui ne m'ont jamais convenu et en plus, je fume (oui, c'est mal, mais je ne parviens pas à arrêter) et je me pose des questions quant au mélange pilule/tabac. Idéalement, j'aimerais pouvoir arrêter les hormones, mais aussi réduire au maximum ma charge contraceptive.*

*Arrivée à la consultation, j'explique tout ça à ma gynécologue qui a une réaction que je n'avais pas anticipée. **Elle ne me laisse pas finir de parler** et me dit que, bien que le stérilet soit à la mode, ce qui me convient est la pilule. Je lui explique que les pilules que j'ai testées ne me conviennent pas, que je fume et que je n'aime pas l'idée de devoir y penser tous les jours. Ce à quoi elle répond que des femmes se sont battues pour qu'on ait accès à la pilule, que cet "effet de mode" est, selon elle, un retour en arrière catastrophique.*

*Elle ajoute que le problème n'est pas la pilule, mais le fait que je fume, et que de toute façon, on ne pose pas de DIU sur des nullipares. Elle n'est jamais agressive ou virulente dans ses propos, elle est simplement sûre d'elle et directive. **Elle finit la consultation en me prescrivant une autre pilule** qui selon elle me conviendra mieux. Je repars donc avec cette prescription ainsi que des prises de sang à faire quelque temps plus tard. »*

QU'EST-CE QUI CLOCHE ICI ?

- La non-prise en compte des besoins de la patiente ;
- Le fait d'imposer un type de contraception ;
- Les fausses informations concernant le DIU ;
- Le jugement non médical sur le choix de la contraception.

* Dispositif intra-utérin, souvent appelé « stérilet ».

QU'AURAIT-IL ÉTÉ POSSIBLE DE FAIRE CÔTÉ SPÉCIALISTE DE LA GYNÉCOLOGIE ?

- Prendre en considération les besoins énoncés par la patiente ;
- Tenter de trouver une contraception adaptée aux besoins physiologiques et psychiques de la patiente ;
- Ne pas émettre de jugements de valeur ou dénigrants. Dire qu'une demande émane d'un effet de mode, c'est mépriser la parole de la personne venue consulter ;
- Expliquer clairement à la patiente les raisons de la volonté de prescrire une contraception plutôt qu'une autre. Lui expliquer aussi comment le contraceptif fonctionne, comment est-ce qu'il doit être utilisé et quels sont les effets secondaires auxquels elle peut être confrontée s'il y en a ;
- S'informer de façon régulière sur les moyens de contraception et leurs prérequis.

CÔTÉ PATIENTE...

Ici, la patiente s'est informée en amont sur la contraception qui semblait lui convenir. Le savoir étant une arme, s'informer est un bon moyen de maximiser ses chances de voir ses droits respectés. Cependant, comme le prouve ce témoignage, ce n'est malheureusement pas toujours parfaitement efficace. Côté patiente, il aurait donc été possible de :

- Rappeler, si connues, les législations et mises à jour scientifiques concernant la demande. Ici, par exemple, rappeler qu'en 2005 l'OMS a déclaré qu'il n'y avait aucune contre-indication à la pose de DIU sur les nullipares. Il aurait été possible de dire : « Étant donné que je suis vraiment intéressée par cette contraception, j'ai multiplié les recherches la concernant. J'ai notamment lu que l'OMS indiquait qu'il n'y avait pas de contre-indication pour les nullipares. Pourquoi je ne pourrais pas y avoir accès ? » ;
- Refuser une prescription. Rien ne vous oblige, jamais, à accepter un examen ou une prescription lors de votre suivi gynécologique. La personne chargée de votre suivi n'a pas le droit de vous y forcer. Vous pouvez par exemple dire : « Je ne souhaite vraiment pas avoir recours à cette contraception. Quels sont les

autres moyens contraceptifs auxquels je pourrais avoir accès ? » ;

- Si votre spécialiste de la gynécologie insiste sans raison médicale fondée, soit lui rappeler son devoir de respecter votre refus, soit changer de spécialiste, en disant par exemple : « En ce qui concerne mon suivi gynécologique, je souhaite que mes besoins soient entendus et mes refus respectés. Je préfère quitter cette consultation et changer de gynécologue. »

Si les personnes en charge de suivis médicaux ont un savoir et une expertise indéniable, il n'en reste pas moins que, pour qu'une médication soit efficace (surtout en termes de contraception), il faut qu'elle soit adaptée à la fois au besoin, au corps, mais aussi à la volonté des patient·es. Une contraception efficace est avant tout une contraception bien utilisée. Aussi, le personnel soignant n'a d'autre choix que de prendre en considération la volonté de leurs patient·es.

Au-delà de cette logique, il y a aussi et surtout les droits des patientes et patients : tout acte médical ou prise de médicament peut être refusé. **La volonté de la personne issue du corps médical ne prévaut jamais sur votre volonté.** Vos corps, vos choix.

Les médecins ne sont cependant pas là pour exécuter vos souhaits. Si vous pouvez refuser des soins, des médicaments, etc., vous ne pouvez évidemment pas exiger qu'on vous prescrive une contraception en particulier ou de recevoir l'acte médical de votre choix. Tout ceci doit se passer dans l'équilibre qui pourra vous apporter les meilleurs soins.

> **Faire part de vos désirs, besoins, convictions, doit toujours s'accompagner de l'expertise du médecin qui mettra son savoir au service de votre santé.**

Par exemple, toutes les contraceptions ne sont pas adaptées à toutes les personnes. Vouloir un type de contraception ne suffit pas, il faut s'assurer qu'il est adapté.

Cependant, les personnels soignants ne sont pas des encyclopédies mises à jour automatiquement dès que le besoin se présente. C'est d'ailleurs la raison pour laquelle, parfois, de nombreuses personnes restent en errance médicale. Si vous pensez que la personne qui vous suit n'est pas informée, ou pas suffisamment, sur le sujet que vous souhaitez aborder, il peut être constructif d'essayer d'en rencontrer d'autres.

Ici, par exemple, ce que cette gynécologue dit du DIU est parfaitement dépassé. Non, nul besoin d'avoir déjà porté un enfant pour pouvoir avoir accès au dispositif intra-utérin. C'est ce que les spécialistes de la gynécologie ont longtemps laissé entendre et pourtant, nul besoin d'être primipare (nom donné à une personne qui accouche ou a accouché pour la première fois) ou multipare (nom donné à une personne qui va ou qui a accouché au moins pour la deuxième fois) pour pouvoir accéder à cette contraception.

Il existe des DIU de plusieurs formats, en cuivre ou avec hormones ; bref, ils sont imaginés pour s'adapter à une multitude de corps et de besoins. Suite à l'annonce de l'OMS datant de 2005 sur la non-contre-indication de DIU pour les nullipares, France Info a mené une enquête en 2015 en contactant des gynécologues. À la question « Posez-vous des DIU aux nullipares ? », seul un tiers a répondu par l'affirmative.

NOTION-CLÉ CHARGE CONTRACEPTIVE

La charge contraceptive est un concept qui met en lumière le poids de la fertilité ET de la contraception qui pèse toujours (ou presque) sur les mêmes personnes. En cause, les méthodes de contraception masculines qui sont très peu exposées et quasi inconnues du grand public, mis à part le préservatif masculin. Ce même préservatif tend d'ailleurs à être abandonné dès lors que les personnes décident d'avoir des relations exclusives et vont faire des tests IST. C'est d'ailleurs souvent à ce moment qu'intervient la charge contraceptive.

Cette charge inclut plusieurs choses :

- **Le choix de la contraception** : il s'agit d'une véritable charge que de s'informer sur ces sujets et de se décider sur celle qui conviendrait le mieux ;
- **Son financement** : le transport jusqu'à la consultation médicale, l'examen

médical, le contraceptif, la pose et le retrait dudit contraceptif si besoin, les différents examens liés au contraceptif, les médicaments ou moyens naturels pour soulager les effets secondaires s'il y en a, etc. ;

- **La gestion du contraceptif** : la prise régulière, le renouvellement d'ordonnance, la pose ou le retrait (aux bonnes dates), etc. ;

- **Les effets indésirables** : qu'ils soient à court, moyen ou long terme.

La charge contraceptive est en fait la charge mentale spécifique à la contraception. Encore un domaine dans lequel les inégalités persistent.

ENQUÊTE

ENQUÊTE « ACTES SEXISTES, MALTRAITANCES ET VIOLENCES GYNÉCOLOGIQUES »

Parmi les personnes qui ont consulté des gynécologues, à la question « Est-ce que des gynécologues vous ont déjà refusé un acte médical sans que ce soit médicalement justifié ? » :

17,2 % RÉPONDENT "OUI"

77,5 % RÉPONDENT "NON"

5,3 % RÉPONDENT "NE SAIT PAS"

Parmi les personnes qui ont consulté des sages-femmes, à la question « Est-ce que des sages-femmes vous ont déjà refusé un acte médical sans que ce soit médicalement justifié ? » :

2,3 % RÉPONDENT "OUI"

93,1 % RÉPONDENT "NON"

4,6 % RÉPONDENT "NE SAIT PAS"

CE QUE DIT LA LOI

Article R4127-8 du Code de la santé publique :

« Dans les limites fixées par la loi et compte tenu des données acquises de la science, le médecin est libre de ses prescriptions qui seront celles qu'il estime les plus appropriées en la circonstance. Il doit, sans négliger son devoir d'assistance morale, limiter ses prescriptions et ses actes à ce qui est nécessaire à la qualité, à la sécurité et à l'efficacité des soins. Il doit tenir compte des avantages, des inconvénients et des conséquences des différentes investigations et thérapeutiques possibles. »

Article R4127-32 du Code de la santé publique :

« Dès lors qu'il a accepté de répondre à une demande, le médecin s'engage à assurer personnellement au patient des soins consciencieux, dévoués et fondés sur les données acquises de la science, en faisant appel, s'il y a lieu, à l'aide de tiers compétents. »

Article L1110-3 du Code de la santé publique :

« Aucune personne ne peut faire l'objet de discriminations dans l'accès à la prévention ou aux soins.

Un professionnel de santé ne peut refuser de soigner une personne, y compris refuser de délivrer un moyen de contraception en urgence, pour l'un des motifs visés au premier alinéa de l'article 225-1 ou à l'article 225-1-1 du Code pénal ou au motif qu'elle est bénéficiaire de la protection complémentaire en matière de santé prévue à l'article L861-1 du Code de la sécurité sociale, ou du droit à l'aide prévue à l'article L251-1 du Code de l'action sociale et des familles.

Toute personne qui s'estime victime d'un refus de soins illégitime peut saisir le directeur de l'organisme local d'assurance maladie ou le président du conseil territorialement compétent de l'ordre professionnel concerné des faits qui permettent d'en présumer l'existence. Cette saisine vaut dépôt de plainte. Elle est communiquée à l'autorité qui n'en a pas été destinataire. Le récipiendaire en accuse réception à l'auteur, en informe le professionnel de santé mis en cause et peut le convoquer dans un délai d'un mois à compter de la date d'enregistrement de la plainte. »**

TÉMOIGNAGE

« En 2017, je suis tombée enceinte sans le désirer. ***J'ai immédiatement su que je voulais avoir recours à une IVG.*** *En faisant quelques recherches sur Internet, je suis malheureusement tombée sur certains sites qui ne prennent pas du tout en compte le bien-être des personnes enceintes et tentent par tous les moyens, même par des mensonges, de les convaincre de garder l'embryon. Est alors née chez moi une véritable crainte du jugement. J'ai pu prendre rendez-vous dans un service spécialisé dans un hôpital et m'y suis rendue, la boule au ventre. J'étais sûre de moi, mais je vivais mal le fait de devoir passer par l'IVG, à cause de l'inconnu du processus et du poids du jugement aussi. Arrivée sur place, j'ai d'abord été saisie par les affiches aux murs : des citations rassurantes et empouvoirantes de Simone Veil. Plus je les lisais, plus cette boule au ventre me quittait. La médecin qui me reçoit dans son bureau me pose d'abord des questions sur les circonstances et ce qui m'amène ici. Jamais dans ses propos ou dans son regard je n'ai senti de jugement. Ni même de la pitié. Elle était parfaitement rassurante et puis, entendant ma voix troublée, elle a ajouté : «* ***C'est votre corps et vous êtes la mieux placée pour savoir ce qui est le mieux pour vous.*** *» Comme j'avais abordé le fait qu'un jour je voudrai des enfants, elle ajouta même cette phrase qui me fit sourire « Si vous devez retenir du positif de cette histoire, c'est qu'au moins, vous savez que ça fonctionne pour vous ! » J'ai trouvé à la fois le lieu et cette médecin propices à ce que ça se passe au mieux pour moi. J'en suis encore aujourd'hui très reconnaissante. »*

DOULEURS ET VIOLENCES PHYSIQUES

TÉMOIGNAGE

*« Je me rends chez un gynécologue parce que **j'ai très mal lorsque quoi que ce soit est inséré dans mon vagin**, que ce soit par quelqu'un d'autre ou par moi-même. C'est handicapant et ça m'inquiète un peu. Sur place, j'explique au gynécologue pourquoi je suis là, mes douleurs, les craintes que ça implique, les gênes. Il me dit que c'est très probablement dans ma tête, lié au stress, mais qu'il va quand même procéder à un examen gynécologique. **Je dois alors me mettre nue, jambes en l'air sur les étriers.** Il me prévient qu'il va insérer un spéculum, **la douleur se fait vive, je crie et lui demande d'arrêter**. Ce à quoi il me dit qu'il faut vraiment que je me détende, que c'est dans ma tête, que de toute façon pour pouvoir m'examiner il est obligé de passer par là. Je lui répète que la douleur est insoutenable et que je veux qu'il retire le spéculum, **il me demande d'être un peu patiente**, qu'il n'en a pas pour longtemps. Il ne va pas plus doucement, ni n'arrête l'examen. C'est une véritable torture pour moi. Je sens mes larmes couler. À l'issue de l'examen, il me dit qu'il n'a rien vu et qu'il faut certainement que j'apprenne à gérer mon stress. **Je sors meurtrie de cette consultation.** J'ai plus mal que quand j'y suis arrivée et le gynécologue n'a su m'apporter aucune réponse, mais uniquement un peu plus de détresse. »*

QU'EST-CE QUI CLOCHE ICI ?

- Ne pas considérer les symptômes évoqués par la patiente, dire qu'ils sont « dans sa tête » ou « causés par le stress » ;
- Ne pas demander le consentement de la patiente ;
- Savoir que la patiente souffre durant l'examen et le continuer quand même et de la même façon ;
- Ne pas s'en tenir à la demande de la patiente d'arrêter l'examen.

QU'AURAIT-IL ÉTÉ POSSIBLE DE FAIRE CÔTÉ SPÉCIALISTE DE LA GYNÉCOLOGIE ?

- Éviter de prétendre que les symptômes décrits par la patiente sont « dans sa tête ». Ce type de propos peut créer une distance et une perte de confiance envers son spécialiste. De plus, un bon rapport entre les deux parties contribue à un meilleur suivi et à une meilleure prise en charge ;

- S'assurer du consentement de la patiente ;

- Cesser l'examen médical dès lors que la patiente le demande.

CÔTÉ PATIENTE...

Lorsqu'on subit une agression, de nombreux mécanismes de survie se mettent en place. Aussi, des conseils pour réagir « durant » l'agression sont mal venus : on fait déjà au mieux pour survivre et c'est énorme. Cependant, pour « l'avant » et « l'après », donc le début de la consultation et la fin de la consultation, voici une liste de pistes d'actions :

- Se référer aux *red flags* mentionnés dans ce livre (voir page 39) et ne pas hésiter à intervenir verbalement en spécifiant qu'un propos ou une attitude ne vous convient pas ou n'est pas adaptée, en disant par exemple : « Ce que vous venez de dire me met dans une mauvaise posture. Je ne me sens plus très à l'aise. » Cela permet à la personne chargée de la consultation de réajuster le tir si son attitude relève plus d'une condition passagère que d'une véritable façon d'être. Si elle persiste, alors le point suivant semble adapté ;

- Partir. Vous pouvez toujours quitter une consultation, et ce, à n'importe quel moment ;

- Après la consultation, vous pouvez porter plainte et/ou dénoncer à l'Ordre des médecins. Vous pouvez également commencer un accompagnement psychologique. Il est possible de se rapprocher d'organisations telles que le planning familial et/ou de sites comme Gyn&co afin de trouver des spécialistes de la gynécologie *safe* et de renouer avec le corps médical (voir page 124).

L'expression de la douleur n'est pas reçue de la même façon en fonction de la personne qui l'exprime. La douleur est encore une source de discrimination. Une récente étude a mis en lumière le fait que la douleur des femmes est moins prise au sérieux que celle des hommes... Mais ce n'est pas tout ! La douleur des personnes racisées en France, et plus précisément des personnes noires et arabes, est moins prise au sérieux que la douleur des personnes blanches. On appelle ça le « syndrome méditerranéen ».

Le **syndrome méditerranéen** découle de stéréotypes racistes et consiste, pour les personnes du corps médical, à considérer que les personnes noires et arabes exagèrent leurs symptômes et leurs douleurs. Ce syndrome imaginaire nuit à la prise en charge médicale de ces patient·es et peut favoriser leur errance médicale et leur souffrance. Bien qu'il n'existe pas de cours de médecine dans lesquels est mentionné le « syndrome méditerranéen », certain·es médecins le transmettent aux jeunes recrues par leurs pratiques de terrain, ce qui peut énormément nuire aux personnes concernées.

Le stress peut effectivement provoquer des douleurs physiques. En revanche, les femmes et personnes perçues comme telles étant réputées être plus émotionnelles (merci aux stéréotypes de genre), lorsqu'une douleur se manifeste, le corps médical aura tendance à la mettre plus facilement sur le compte du stress ou des angoisses. Ajoutons à cela que les troubles psychiques sont souvent perçus comme étant du fait de la personne qui en est atteinte, il est alors aisé d'imaginer qu'il suffirait de « faire un effort » pour s'en dépêtrer. Tout mis bout à bout, il n'y a qu'un pas avant de dire qu'une femme ou personne perçue comme telle qui souffre devrait simplement « faire un effort ».

Ici, en plus de cette idée reçue dévastatrice, ce gynécologue est dans l'illégalité la plus totale. Il n'a pas le droit de continuer un examen alors que sa patiente lui demande d'arrêter.

Il ne respecte ni la loi, ni le serment d'Hippocrate : « Je respecterai toutes les personnes, leur autonomie et **leur volonté**, sans aucune discrimination selon leur état ou leurs convictions. » (serment d'Hippocrate revu par l'Ordre des médecins en

2012). L'ancienne version disait : « Je dirigerai le régime des malades à leur avantage, suivant mes forces et mon jugement, et **je m'abstiendrai de tout mal** et de toute injustice. » et « dans quelque maison que j'entre, j'y entrerai pour l'utilité des malades, **me préservant de tout méfait volontaire** ».

Dans ce cas, le médecin a clairement refusé d'arrêter l'acte, rompant ainsi sa promesse. De plus, il pénètre la patiente avec un ustensile, ce qui pourrait doublement caractériser un viol puisqu'il y a « surprise » (il la prévient, mais ne lui demande pas si elle est d'accord), et « violence », puisqu'il la force physiquement. C'est un crime qui peut être puni de 15 ans de réclusion criminelle – 20 ans lorsque, comme ici, l'agresseur a autorité sur la victime.

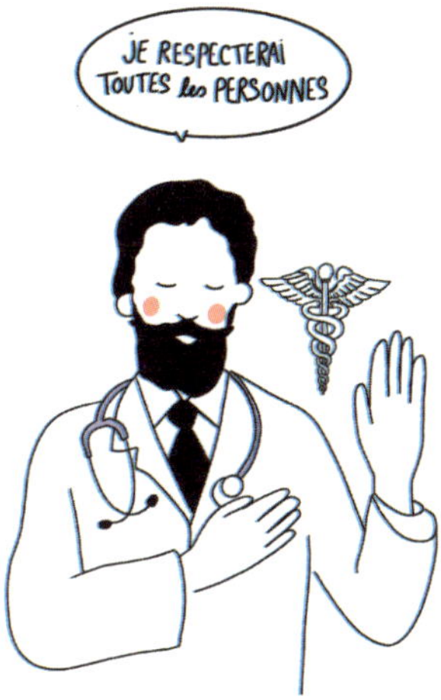

Puisque grand nombre de spécialistes en gynécologie ne prennent pas en compte le consentement des patients et patientes, des violences d'ordre sexuel ont inéluctablement lieu. Ces violences, quelles que soient les intentions, sont bel et bien sexuelles (voir page 92 concernant l'intention). Le fait de pénétrer le corps par surprise constitue un viol, donc un crime, qui peut lourdement traumatiser, physiquement et psychologiquement. En plus des effets destructeurs classiques d'un viol, ce type de traumatisme, lié à un suivi gynécologique, pourra rendre difficile voire impossible un nouveau rendez-vous gynécologique.

NOTION-CLÉ STRESS POST-TRAUMATIQUE

Le syndrome de stress post-traumatique est d'ordre psychiatrique et survient après un événement traumatisant qui génère du stress et/ou de l'effroi, et durant lequel la personne victime s'est sentie impuissante. Il entraîne une véritable souffrance morale notamment via des phénomènes de résurgence (la sensation de revivre l'événement), mais aussi des complications physiques qui peuvent se répercuter sur la vie sociale et professionnelle de la personne qui en souffre. Concrètement, les symptômes qui permettent d'identifier ce trouble sont :

- Le fait de **revivre l'événement traumatique** par *flashbacks*, cauchemars ou peurs face à des bruits, sensations ou mouvements ;

- **L'évitement** des pensées, conversations ou personnes en rapport avec l'événement traumatisant ;

- **Des troubles de l'humeur** et une atténuation de la réactivité, des émotions, de l'intérêt pour des activités qui pouvaient intéresser auparavant ;

- Une hypervigilance, un trouble de la concentration et/ou du sommeil, de l'irritabilité, etc.

Ce n'est pas la gravité de l'événement qui conditionne l'arrivée de ce syndrome. Deux personnes vivant le même événement *a priori* potentiellement traumatisant ne seront pas nécessairement toutes deux atteintes de stress post-traumatique. Ces traumatismes psychiques sont connus depuis des siècles, puisqu'on les retrouve déjà décrits durant l'Antiquité. Cependant, c'est seulement à la suite des ravages causés par la guerre du Vietnam que l'on pose les termes de *trouble de stress post-traumatique* ou *état de stress post-traumatique* dans les années 1980.

%

En moyenne, chaque année, 94 000 femmes et personnes perçues comme telles sont victimes de viol et/ou de tentative de viol (source : ONDRP, Observatoire national de la délinquance et des réponses pénales).

En 2018, 70 % des plaintes pour viol ont été classées sans suite (source : Ministère de la justice).

En 2018, 12 % des victimes portent plainte (source : chiffres du gouvernement).

ENQUÊTE

ENQUÊTE « ACTES SEXISTES, MALTRAITANCES ET VIOLENCES GYNÉCOLOGIQUES »

Parmi les personnes qui ont consulté des gynécologues, à la question « Est-ce que des gynécologues vous ont déjà agressé·e sexuellement (harcèlement, attouchements, pénétration sans consentement, contrainte) » :

83,4 % RÉPONDENT "NON"

10,7 % RÉPONDENT "OUI"

5,9 % RÉPONDENT "NE SAIT PAS"

Parmi les personnes qui ont consulté des sages-femmes, à la question « Est-ce que des sages-femmes vous ont déjà agressé·e sexuellement (harcèlement, attouchements, pénétration sans consentement, contrainte) » :

95,4 % RÉPONDENT "NON"

1,3 % RÉPONDENT "OUI"

3,3 % RÉPONDENT "NE SAIT PAS"

CE QUE DIT LA LOI

Article 222-22 du Code pénal :

« Constitue une agression sexuelle toute atteinte sexuelle commise avec violence, contrainte, menace ou surprise ou, dans les cas prévus par la loi, commise sur un mineur par un majeur.

Le viol et les autres agressions sexuelles sont constitués lorsqu'ils ont été imposés à la victime dans les circonstances prévues par la présente section, quelle que soit la nature des relations existant entre l'agresseur et sa victime, y compris s'ils sont unis par les liens du mariage.

Lorsque les agressions sexuelles sont commises à l'étranger contre un mineur par un Français ou par une personne résidant habituellement sur le territoire français, la loi française est applicable par dérogation au deuxième alinéa de l'article 113-6 et les dispositions de la seconde phrase de l'article 113-8 ne sont pas applicables. »

Article 222-23 du Code pénal :

« Tout acte de pénétration sexuelle, de quelque nature qu'il soit, ou tout acte bucco-génital commis sur la personne d'autrui ou sur la personne de l'auteur par violence, contrainte, menace ou surprise est un viol. Le viol est puni de quinze ans de réclusion criminelle. »

Article 222-22 du Code pénal :

« Constitue une agression sexuelle toute atteinte sexuelle commise avec violence, contrainte, menace ou surprise ou, dans les cas prévus par la loi, commise sur un mineur par un majeur. »

Article R4127-3 du Code de la santé publique :

« Le médecin doit, en toutes circonstances, respecter les principes de moralité, de probité et de dévouement indispensables à l'exercice de la médecine. »

Article R4127-41 du Code de la santé publique :

« Aucune intervention mutilante ne peut être pratiquée sans motif médical très sérieux et, sauf urgence ou impossibilité, sans information de l'intéressé et sans son consentement. »

VIOLENCES SEXUELLES

TÉMOIGNAGE

« À l'époque, j'ai entre 18 et 19 ans et je décide de consulter parce que j'ai de grosses douleurs au niveau, selon moi, de l'ovaire droit. Je suis dans une nouvelle ville et ne connais pas de spécialistes de la gynécologie. Je prends donc rendez-vous avec la première personne disponible, une gynécologue. ***Pendant la consultation, elle pratique des examens très intrusifs, à la fois avec ses doigts et une sonde radio sans jamais me prévenir ou me demander si je suis d'accord ou prête.*** *J'étais vierge à l'époque et c'est ainsi que je considère avoir été mécaniquement dépucelée. Lorsque je sors de la consultation, j'ai très mal, juste en marchant, et la douleur persiste pendant une semaine. Pas une fois cette femme ne m'a demandé si j'avais déjà vécu des pénétrations. J'ai mis au moins un an à comprendre que ce qui m'était arrivé n'était pas normal.* ***Aujourd'hui, je pleure encore quand on m'ausculte, même avec douceur et explication, c'est incontrôlable, comme une surcharge de stress. »***

QU'EST-CE QUI CLOCHE ICI ?

- Le fait que le consentement ne soit jamais demandé ;
- L'absence d'explications concernant les examens ;
- La non-prise en compte du caractère intime de la consultation et des actes médicaux.

QU'AURAIT-IL ÉTÉ POSSIBLE DE FAIRE CÔTÉ SPÉCIALISTE DE LA GYNÉCOLOGIE ?

Il est nécessaire de garder à l'esprit que même si des actions peuvent paraître basiques, classiques ou bénignes lorsqu'on est issu·e du métier, pour des personnes qui reçoivent les actes, cela peut parfois prendre des proportions insoupçonnées et pour autant tout à fait légitimes. Ici, voici ce qu'il aurait été possible de faire :

- Questionner la patiente sur ses antécédents gynécologiques ; ainsi, il aurait peut-être été possible de comprendre qu'elle n'avait jamais eu d'examen gynécologique ;

- Expliquer à la patiente quelles allaient être les étapes de la consultation et s'assurer de sa bonne compréhension ;

- S'assurer oralement du consentement de la patiente.

CÔTÉ PATIENTE...

À l'issue de ce type de rendez-vous, il est possible de dénoncer la gynécologue et aussi de porter plainte. Il est complètement envisageable d'entamer un suivi psychologique. Durant le rendez-vous, il est possible de :

- Verbaliser l'inconfort, voire le désir que l'examen s'arrête, en disant par exemple : « Je n'aime pas ce qu'il se passe, je me sens mal. J'aimerais que l'examen s'arrête. » ;

- Rappeler la nécessité de demander le consentement en disant : « Je n'étais pas prête ni avertie. Ce n'est pas normal. » ;

- Quitter le rendez-vous. Cependant, aussi inapproprié que ça puisse paraître dans ce cadre-là, après qu'il y ait eu un examen gynécologique, le ou la gynécologue peut demander à être payé puisqu'il y a eu une action médicale.

Le fait qu'il existe de nombreux et nombreuses spécialistes de la gynécologie qui ne prennent pas en compte le consentement de leurs patient·es entraîne inéluctablement des violences d'ordre sexuel. Même s'il peut être compliqué pour une victime de se sentir légitime à parler de « violences sexuelles » lorsqu'il est compliqué d'imaginer que la personne qui l'a agressée ait pu avoir des pensées sexualisantes.

Le fait de pénétrer par surprise (donc, entre autres, sans le consentement de la personne) constitue un viol et donc un crime. Certaines personnes victimes de violences et/ou d'agressions sexuelles peuvent en subir les conséquences physiques et psychologiques sur le long terme. On parle alors de stress post-traumatique (voir notion-clé page 109).

Si les cours de médecine abordent de plus en plus le sujet du consentement et placent de moins en moins le patient en simple objet d'étude, il n'en reste pas moins que la question du consentement doit d'urgence devenir centrale pour les personnels de santé. Dans ce témoignage, on perçoit parfaitement que la gynécologue ne considère sa patiente que comme un corps à examiner et à soigner. Le récit de la patiente met parfaitement bien en lumière le fait que quelque puissent être les motivations d'un ou d'une médecin, sans prise en considération du ou de la patiente dans son ensemble, sans bienveillance, explication ni consentement, **les conséquences peuvent être terribles**.

Dans ce témoignage se retrouvent de nombreuses violences et maltraitances traitées dans les pages précédentes : douleur, défaut de consentement et non-prise en considération du caractère intime de la consultation. Lorsqu'un examen médical laisse des séquelles psychologiques, il est tout à fait possible et même recommandé de consulter un ou une psychologue. D'abord, parce que le fait d'être victime d'un ou d'une médecin ne fait pas de vous une personne « moins » victime. Mais aussi parce que ce type de traumatisme a ceci de particulier, en plus de tous les effets destructeurs classiques, de rendre difficile voire impossible le fait d'aller à une nouvelle consultation gynécologique. Il s'agit donc d'une peine supplémentaire mettant la victime dans une position risquée. À noter que, **depuis avril 2022, à condition d'être prescrites par un médecin, jusqu'à huit séances de psychologie sont remboursées chez les psychologues partenaires** (pour trouver un ou une psychologue partenaire, il suffit de se rendre sur monpsy.sante.gouv.fr).

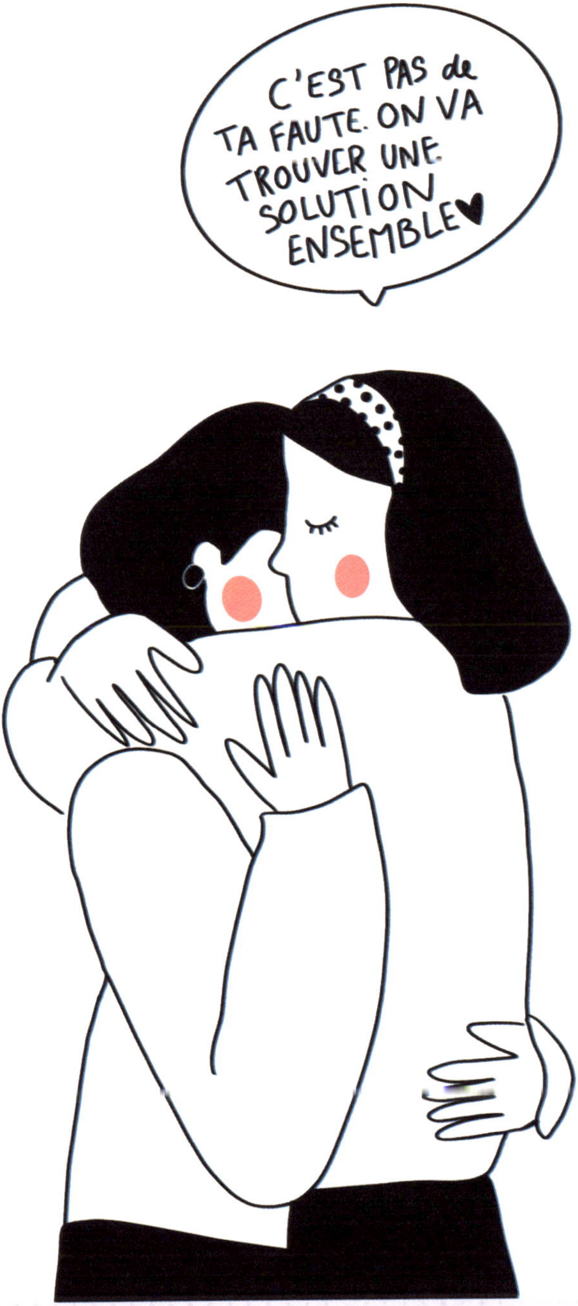
C'EST PAS de TA FAUTE. ON VA TROUVER UNE SOLUTION ENSEMBLE

ET APRÈS LE RENDEZ-VOUS ?

*À l'issue d'un rendez-vous gynécologique, il peut arriver qu'on ne se sente pas bien. Parfois, notre premier réflexe est de nous rendre responsable de ce sentiment, de nous convaincre qu'on en fait trop, que c'est dans notre tête, qu'on aurait pu dire ou faire quelque chose. C'est ce qu'on appelle le **victim blaming** (voir page 95). Pour autant, **vous n'êtes pas responsable et ce que vous ressentez est légitime.***

QUE FAIRE SI ÇA NE S'EST PAS BIEN PASSÉ ?

METTRE DES MOTS SUR CE QUI A ÉTÉ VÉCU LORS DE LA CONSULTATION

Il est parfois compliqué de qualifier de violence ou de maltraitance une expérience vécue, parce que beaucoup de choses sont mises en place pour que les victimes de violences doutent de leur légitimité et de leur statut. Dans ce livre, vous trouverez peut-être des éléments qui vous aideront à valider votre ressenti et à mettre des mots sur ce que vous avez vécu.

Il n'y a pas de victime parfaite : si une personne n'est pas en larmes, pétrifiée ou abattue, cela ne signifie pas pour autant qu'elle n'a été victime de rien. De même, il n'existe pas non plus d'agressions parfaites : les personnes qui ont eu un comportement blessant ou violent envers vous ne sont pas nécessairement inconnues ou ouvertement sadiques, perverses ou méchantes.

Dans un premier temps, essayez de prendre le temps d'identifier ce qui vous a fait sortir de la consultation dans un état désagréable. Sans jugement sur les ressentis, simplement en mettant le doigt sur les actes, paroles ou absence de paroles qui ont participé à générer cet état.

Vous pouvez éventuellement en parler à quelqu'un de confiance dans votre entourage. Un point de vue extérieur sur une situation permet parfois d'y voir plus clair. Si vous parvenez à mettre des mots sur ce qu'il vous est arrivé, vous pouvez jeter un œil sur le paragraphe suivant.

Que vous y arriviez ou que vous restiez dans le flou sur ces sensations, rien ne vous oblige à retourner voir cette personne.

PRENDRE CONSCIENCE QU'IL S'AGISSAIT D'UNE VIOLENCE GYNÉCOLOGIQUE

Si vous avez été victime de violences gynécologiques, porter plainte n'a rien d'obligatoire et vous n'avez aucune raison de culpabiliser si vous ne souhaitez pas le faire.

Avant toute chose et toute démarche, ne vous négligez pas, et prenez soin de votre santé mentale. Un accompagnement psychologique peut vous être bénéfique (voir liste page 123).

Ensuite, plusieurs marches à suivre existent, vous trouverez dans les points suivants quelques suggestions.

S'ADRESSER À L'ÉTABLISSEMENT DE SANTÉ

Si la personne que vous avez consultée fait partie d'un établissement de santé et que le rendez-vous s'est mal passé, vous pouvez vous tourner vers :

- Les responsables du service ;
- La directrice ou le directeur de l'établissement ;
- La personne en charge de la médiation ;
- La commission des usagers (CDU).

Si ces démarches n'apportent pas de réponses suffisantes, alors vous pouvez adresser une réclamation à l'Agence régionale de santé (ARS) et/ou saisir le Défenseur des droits.

ALERTER EN LIGNE

Afin de mettre en lumière les violences gynécologiques et donc d'encourager une action commune, vous pouvez témoigner sur les réseaux, auprès de comptes dédiés (@stopvogfr ou @payetongyneco par exemple) ou directement sur vos propres réseaux. Attention, vous ne pouvez pas citer le nom du personnel de santé visé, vous seriez dans l'illégalité.

Vous pouvez aussi laisser un commentaire et/ou une note Google sur la fiche de cette personne. De plus en plus de monde se réfère à ces données avant de prendre rendez-vous. Si plusieurs commentaires négatifs se rejoignent, les personnes seront plus réticentes à prendre rendez-vous à cet endroit et éviteront une éventuelle violence. Attention cependant à ne pas trop rentrer dans les détails si vous laissez un commentaire, vous pourriez faire l'objet d'une poursuite.

DÉPOSER PLAINTE

Saisir le Conseil départemental de l'Ordre des médecins (CDOM)

En réalité, il est extrêmement rare que des sanctions soient mises en place à l'issue d'un recours auprès de l'Ordre des médecins et c'est d'ailleurs ce qui participe à la mise sous silence des violences médicales et à l'impunité au sein des métiers de la santé. Si toutefois vous voulez quand même passer par cette voie de recours, il est possible de :

- Rédiger un courrier ou une doléance auprès du CDOM en décrivant les faits. Ceci permet en théorie de laisser une trace et de possiblement se cumuler avec d'autres déclarations à l'encontre du personnel de santé visé.

- Déposer une plainte auprès du CDOM, par courrier. Le courrier doit être explicite sur la demande (« Je souhaite déposer une plainte contre... ») et mentionner le nom et l'adresse du personnel de santé, la date des faits, le motif de la plainte ainsi qu'une description des faits. Après ces éléments, vous pouvez mentionner un rappel de la loi : « Conformément au Code de la déontologie médicale et au Code de la santé publique (article R4127), je dépose plainte contre ce médecin. »

Attention toutefois : à l'issue de cette plainte, le CDOM organise ce qui s'appelle une conciliation, ce qui n'est ni plus ni moins qu'une rencontre entre l'agresseur et la victime. Ce peut être très violent, il faut s'y préparer et le mieux est que vos proches vous accompagnent, car la personne contre qui vous portez plainte sera accompagnée de ses « confrères » et « consœurs », termes qui en disent long sur leur degré de soutien mutuel. Cependant, vous avez le droit de refuser de vous rendre à cette conciliation.

Après ce rendez-vous (honoré ou non), vous pouvez décider d'en rester là, ou vous pouvez choisir de poursuivre et votre plainte sera envoyée à la chambre disciplinaire de première instance (CDPI), donc au niveau régional. Cette dernière examinera si, selon elle, la plainte est recevable ou non et décidera donc de l'instruire… ou non. La CDPI peut mettre une amende à la partie plaignante si elle considère que l'accusation est abusive. Il s'agit d'un système qui n'est pas du tout en faveur de la justice et qui est fréquemment dénoncé.

Lancer une procédure judiciaire

Il est tout à fait possible de porter plainte directement au commissariat ou en écrivant une lettre recommandée au procureur. Vous pouvez vous faire accompagner dans cette démarche par un cabinet d'avocat·es qui vous aidera et vous conseillera. Dans ce cas, certaines assurances peuvent prendre en charge les frais liés aux procédures.

De la même façon, vous pouvez faire appel à l'aide juridictionnelle qui permet de prendre en charge les frais de justice des personnes précaires ou ayant peu de moyens.

Vous pouvez vous rapprocher d'associations spécialisées qui pourront vous proposer des noms d'avocates ou d'avocats ayant l'habitude des cas de violences sexistes.

Quel que soit votre choix, personne ne doit vous obliger à agir et l'injonction à l'action supposément réparatrice n'est jamais la bienvenue. **Il n'y a que vous qui pouvez savoir ce dont vous avez besoin et parfois, il faut du temps avant de mettre quoi que ce soit en place, et c'est normal.**

Quoi qu'il arrive, il peut être bénéfique pour vous de vous rapprocher d'une association qui pourra vous exposer les différentes possibilités, vous accompagner et vous proposer des spécialistes *safe* (en psychologie, loi, gynécologie, etc.). Une liste vous est aussi proposée dans les ressources utiles (voir page 124).

DEUX AUTRES CAS DE FIGURE…

Chaque rendez-vous est différent. Même s'il ne s'est pas mal passé, vous pouvez sortir un peu dérouté·e du rendez-vous, car vous n'avez pas assimilé votre diagnostic. Ou bien, au contraire, vous pouvez avoir trouvé la personne adaptée à vos besoins pour votre suivi gynéco.

QUE FAIRE SI ON SE SENT MAL APRÈS L'ANNONCE D'UN DIAGNOSTIC ?

L'annonce d'un diagnostic peut générer du stress soit parce qu'il n'est pas bien compris, soit parce que le verdict est difficile à accepter.

Si vous vous trouvez dans la première situation, que vous n'avez pas bien saisi le diagnostic, ce qu'il impliquait, son degré de « gravité » ou autre, le mieux est de ne pas rester dans le flou. Il n'y a aucune honte à ne pas comprendre un jargon qui n'est pas le nôtre. Le milieu médical regorge de termes qui peuvent parfois nous être complètement inconnus et l'un des rôles de la personne chargée de votre suivi est de s'assurer que vous compreniez ce qu'elle dit.

Vous n'avez pas su dire sur le moment que vous ne compreniez pas ? Ou vous pensiez avoir compris et finalement, pas vraiment ? **Pas de panique, ça arrive tous les jours !**

Vous pouvez :

- Prendre rendez-vous avec votre médecin généraliste pour lui demander des explications ;
- Reprendre rendez-vous avec la personne qui a posé le diagnostic pour lui demander de vous réexpliquer ;
- Prendre rendez-vous avec quelqu'un d'autre (autre figure professionnelle en gynécologie) pour poser vos questions ;
- Vous rendre dans un centre de planification et d'éducation familiale.

Si l'origine de votre mal-être tient au diagnostic en lui-même, que vous l'avez compris, mais qu'il vous inquiète ou vous angoisse, vous êtes légitime. Il n'y a rien d'étrange à ressentir des difficultés à accepter sereinement un diagnostic, mais il peut être intéressant de réagir. La santé physique peut impacter la santé mentale qui n'est pas moins importante.

Dans ce cas, vous pouvez par exemple :

- Recourir à un suivi psychologique (une seule séance ou plusieurs, selon vos besoins. Si vous vous rendez dans un centre médico-psychologique, les consultations sont entièrement prises en charge) ;
- Faire des séances de sophrologie ;
- Aller voir un personnel de santé avec qui vous vous sentez à l'aise (spécialiste en gynécologie ou généraliste, vous pouvez retourner voir la personne qui vous a annoncé le diagnostic ou une autre).

Si vous ressentez une urgence et que vous avez entre 12 et 25 ans, vous pouvez appeler « Fil Santé Jeunes » au 08 00 23 52 36 ou vous connecter sur leur tchat sur filsantejeunes.com.

Depuis avril 2022, jusqu'à 8 séances de psychologie sont remboursées chez les psychologues partenaires avec une ordonnance. Pour trouver leurs coordonnées, il suffit de se rendre sur monpsy.sante.gouv.fr.

VOUS AVEZ TROUVÉ LA BONNE PERSONNE !

À la fin de votre consultation, si vous vous sentez à l'aise avec cette personne, n'hésitez pas à lui demander s'il est possible de continuer votre suivi avec elle. Trouver votre médecin, gynécologue ou sage-femme est important, car votre suivi gynécologique n'en sera que meilleur.

Vous pouvez communiquer son nom à vos proches. Le bouche-à-oreille est très important. Vous n'avez peut-être pas les mêmes besoins et attentes, il se peut donc que cette personne ne corresponde pas à tout votre entourage, et ce n'est pas grave !

Vous pouvez aussi laisser un commentaire positif sur la fiche de ce personnel de santé, pour aider les autres dans leur recherche.

LES RESSOURCES UTILES

Ici, vous trouverez des listes non exhaustives de ressources associatives, en ligne ou au téléphone, pour vous aider dans votre parcours gynécologique.

TROUVER DES SPÉCIALISTES DE LA GYNÉCOLOGIE

- Le site participatif Gyn&co (gynandco.wordpress.com) ;
- Doctolib (doctolib.fr) ;
- Ameli (ameli.fr) ;
- Avis Google (cela vous permet d'avoir une tendance générale si plusieurs avis rapportent des faits similaires).

CONSULTER GRATUITEMENT ET/OU ANONYMEMENT

- Centre de planification et d'éducation familiale (consultation, parfois dépistage, prescription d'un contraceptif, parfois IVG, écoute, conseil) ;
- Centres de PMI (protection maternelle et infantile) ;
- PASS (permanence d'accès aux soins de santé pour personnes en situation de précarité), accessible aux personnes qui n'ont pas de droits ouverts ;
- Les pipelettes (pas de consultation, mais un tchat gratuit et anonyme sur lequel vous pouvez poser toutes vos questions : lespipelettes.org).

SE FAIRE DÉPISTER

- Laboratoire privé ou public avec ordonnance (sauf pour dépistage du VIH) ;
- Centres gratuits d'information, de dépistage et de diagnostic (CeGIDD). C'est gratuit, anonyme et sans ordonnance, valable pour le test VIH, hépatites

et parfois d'autres IST. Afin de savoir lesquelles, rendez-vous sur le site du CeGIDD qui vous intéresse et renseignez-vous ;

- Sida Info Service au 0 800 840 800 (l'appel est confidentiel, anonyme et gratuit) ;

- Centres de planification et d'éducation familiale (CPEF). Tous les CPEF ne proposent pas de dépistages, mais certains le font de façon gratuite ;

- Centres de PMI (protection maternelle et infantile). Bien que ce ne soit pas leur rôle principal, les PMI peuvent proposer un dépistage gratuit du VIH, des hépatites et parfois d'autres IST ;

- Associations de lutte contre le sida. Elles proposent très généralement la réalisation gratuite de TROD (test rapide d'orientation diagnostique, résultat en 30 minutes en cas de prise de risque VIH de moins de 3 mois) ;

- PASS (permanence d'accès aux soins de santé pour personnes en situation de précarité). Accessible aux personnes qui n'ont pas de droits ouverts (assurance maladie, AME ou CMU), il est possible d'y réaliser des tests de dépistage.

OBTENIR DE L'AIDE EN CAS DE VIOLENCE GYNÉCOLOGIQUE

- La maison des femmes (centre d'aide et d'accompagnement aux femmes victimes de violences) ;

- CIDFF (accueil, écoute, accompagnement des femmes victimes de violences sexistes, information, accompagnement, information juridique) ;

- Libre terre des femmes (accueil, accompagnement, permanence juridique, reprise de confiance en soi, groupe de parole) ;

- stopvog.org

REMERCIEMENTS

Merci infiniment à ce médecin qui, en 2019, m'a reçue à la Croix Saint-Simon pour me faire une échographie endovaginale. Il ne le sait pas, mais il a chamboulé mon rapport à la gynécologie, ainsi que mon rapport à mon propre corps durant les suivis médicaux. Pour la première fois, un médecin prenait en compte le caractère intime de la consultation et me proposait de n'enlever que le bas et de mettre un carré de papier sur mon pubis et mes cuisses, apaisant ainsi ma sensation de nudité. Ce n'est pas tout, ce médecin me proposa d'insérer moi-même la sonde avant de reprendre le contrôle pour la manipuler.

La consultation ne prit pas plus de temps qu'une autre, pourtant, je sortais sans sentiment d'objectivation et/ou de mal-être. Surtout, j'étais en pleine possession de mes moyens et pouvais ainsi me concentrer véritablement sur les informations de santé me concernant. Ce médecin m'avait apporté, en plus de son expertise, respect et bienveillance. Merci donc encore à vous, Monsieur, d'avoir su exercer aussi bien votre métier.

Merci aussi à toutes les personnes qui ont participé à l'enquête et qui ont accepté de témoigner.

Direction : Guillaume Pô
Direction éditoriale : Tatiana Delesalle
Édition : Juliette Magro
Relecture : Sophie Jasselin
Direction artistique : Sylvaine Beck
Création graphique et mise en pages : Les Delo
Direction de fabrication : Thierry Dubus
Fabrication : Florence Bellot

Dépôt légal : septembre 2022
1re édition
N° d'édition : M22158
ISBN : 978-2-3170-3089-5
Code MDS : MN30895

Achevé d'imprimer en août 2022 chez Interak en Pologne

MIXTE
Papier issu de sources responsables
FSC® C015559

Ce livre s'inscrit dans une démarche écoresponsable : il est composé de matériaux issus de forêts bien gérées certifiées FSC® et d'autres sources contrôlées. Cette certification garantit une empreinte carbone réduite et une gestion raisonnée de la forêt, qui maintient la biodiversité et protège les écosystèmes. Il est imprimé avec des encres à base d'huile végétale, c'est-à-dire fabriquées principalement à partir de matières premières renouvelables, sans huiles minérales et biodégradables Il a été imaginé et conçu en France et imprimé en Europe.